Face a Face
com o Mal de Alzheimer

Face a Face com o Mal de Alzheimer

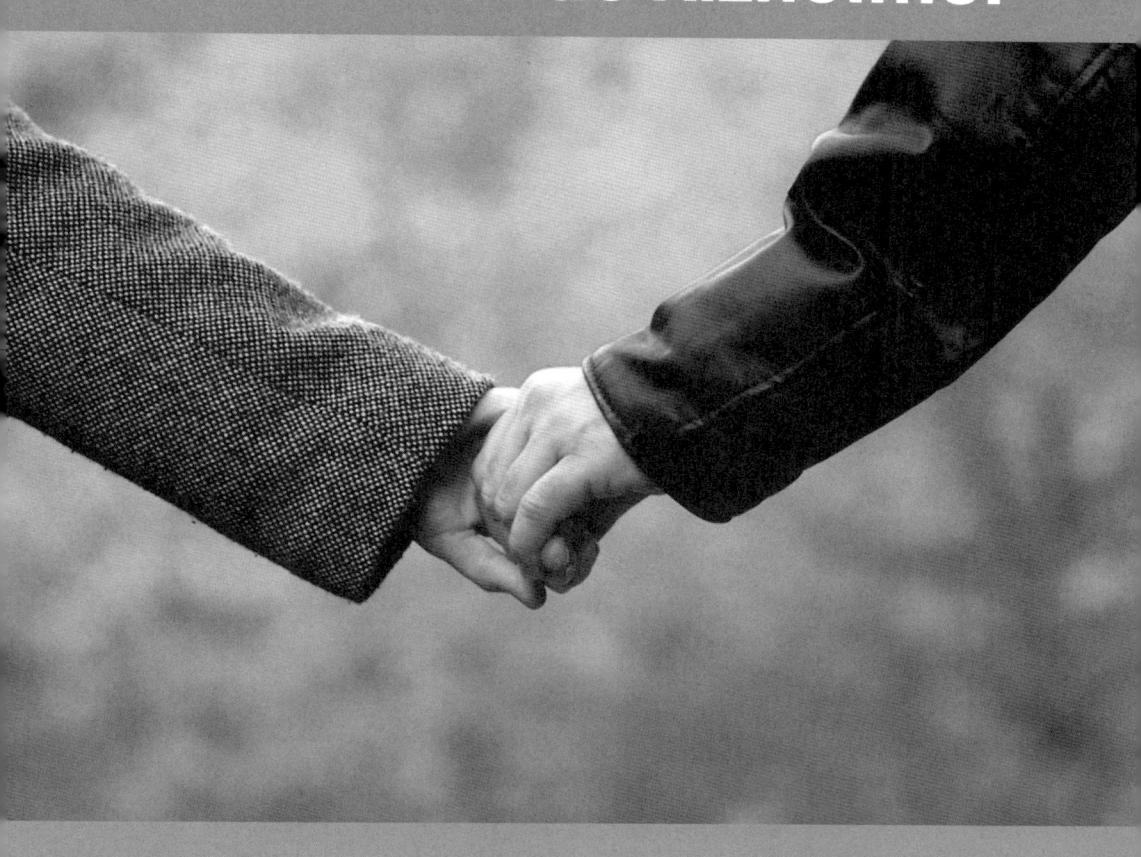

Dorotea Cuevas Fracalanza

São Paulo
2009

Editora Gaia

©Dorotea Cuevas Fracalanza, 2008

1ª Edição, Editora Gaia, São Paulo 2009

Diretor Editorial
Jefferson L. Alves

Diretor de Marketing
Richard A. Alves

Gerente de Produção
Flávio Samuel

Coordenadora Editorial
Dida Bessana

Assistentes Editoriais
Alessandra Biral
João Reynaldo de Paiva

Revisão
Miriam dos Santos
Adriana Bairrada

Foto de Capa
Shutterstock/PHOTOCREO/Michal Bednarek

Capa
Reverson R. Diniz

Editoração Eletrônica
Adriana Albano

Dados Internacionais de Catalogação na Publicação (CIP)
(Câmara Brasileira do Livro, SP, Brasil)

Fracalanza, Dorotea Cuevas
  Face a face com o Mal de Alzheimer / Dorotea Cuevas Fracalanza. – São Paulo : Gaia, 2009.

  Bibliografia.
  ISBN 978-85-7555-205-6

  1. Cuidadores – Aspectos psicológicos 2. Doença de Alzheimer – Pacientes – Cuidados e tratamentos 3. Doença de Alzheimer – Pacientes – Relações com a família I. Título.

09-05831   CDD-150

Índices para catálogo sistemático:

1. Doenças de Alzheimer : Relações familiares : Aspectos psicológicos   150

Editora Gaia Ltda.
(pertence ao grupo da Global Editora
e Distribuidora Ltda.)
Rua Pirapitingui, 111-A – Liberdade
CEP 01508-020 – São Paulo – SP
Tel.: (11) 3277-7999 – Fax: (11) 3277-8141
e-mail: gaia@editoragaia.com.br
www.editoragaia.com.br

Obra atualizada conforme o **Novo Acordo Ortográfico da Língua Portuguesa**

Colabore com a produção científica e cultural.
Proibida a reprodução total ou parcial desta obra sem a autorização do editor.

Nº de Catálogo: **3060**

Ao assumir a guarda de um familiar acometido pelo Mal de Alzheimer, ninguém sabe ao certo para onde se dirige esse barco à deriva. Os referenciais que temos não nos permitem explicar o porquê de tanto estranhamento e desencontro. A princípio, desavisados, custamos a perceber os equívocos que cometemos. Mas a revelação de uma doença mental progressiva e incurável traz o esclarecimento que nos falta e, no limite, nos obriga a nos render diante de nossa própria fragilidade e impotência. É nesse limiar, é a partir desse quase nada, que nós, familiares cuidadores, entendemos ter de lutar também nossa própria batalha: a de recuperar parte de nossa sanidade, de nossa auto-estima e até mesmo de uma esquecida e merecida alegria de viver.

Dorotea Cuevas Fracalanza
Campinas, abril de 2007.

Agradecimentos

A Sérgio Aparecido Lorenzatto, pela persistência em convencer-me que facilidade para escrever não é um bem comum.

A meus filhos e nora, pela confiança e cumplicidade, sobretudo enquanto eu, ainda insegura dos resultados que obteria, guardava segredo sobre o teor de meu trabalho.

A meus cinco primeiros leitores – Ana Paula Fracalanza, Elga Maria Romanelli da Silva, Ezequiel Theodoro da Silva, Rosalia de Ângelo Scorsi e Maria Tereza Granzotto – pela gentileza com que aceitaram tal tarefa e pela diversidade de olhares com que apreciaram o texto deste livro em sua primeira versão.

A Leda Maria de Souza Freitas Farah, pela paciente, minuciosa e competente revisão do texto original, revisão essa sempre explícita e dialogada, tão a gosto desta escritora obstinada e ciosa de sua obra.

A Hilário Fracalanza, meu companheiro de longa jornada, por compreender os motivos que me levaram a conceber este livro, por respeitar meus longos períodos de recolhimento ao escrevê-lo, e uma vez pronto, por acreditar na importância de ser ele publicado.

Dorotea

Mãe,

Quando você foi embora?
Como foi que você partiu?
Por quê?
Tão sozinha...

Mãe,
Como foi que tudo começou?
Eu não sei...

Você se assustou, me assustei.
Você teve medo, eu também.
Você tentou me alertar, me acovardei.
Você tentou se aproximar, eu fugi.

Por quê?
Para esconder de você o meu desespero,
a minha impotência, o meu desatino.

Mãe,
Pela primeira vez vi você desistir.
Eu nunca imaginara que esse dia chegaria.
Não para você!

Vi você fraca... mas não era mais você.
Vi você abatida... mas não era mais você.
Vi você suplicante... também não era mais você.

Mãe,
Como tudo pode se tornar tão difícil,
Tão exaustivo, tão denso, tão pesado?

Tanto ódio,
Tanta dor,
Tanta culpa...
Tanto amor!

Caminho sem volta,
Sem esperança,
Sem perdão.

Via sem saída.

À Zulina
In memoriam.

SUMÁRIO

PREFÁCIO 13

FRAGILIDADES 17

CARTAS A UMA DESCONHECIDA 23
    Primeira carta 24
    Segunda carta 27
    Terceira carta 32

ÁLBUM DE RECORDAÇÕES 39
    Sonho e realidade 40
    Autonomia e liberdade 44
    Ciladas do destino 46
    Questão de perspectiva 48
    Buscando coincidências 52

A BERMUDA AZUL 55
    A confidência 56
    Estranhezas 57
    Sintomas velados 59
    Intercorrências 65
    Impertinências 67
    Distúrbios de percepção 69
    A viagem: primeiros ensaios 69
    Desconfiança 71
    Médicos e medicamentos 73

Aconselhamento psicológico 74
A viagem: o cair do pano 78
O golpe 80
Fugindo de São Paulo 82
O apartamento 85
Apego ao dinheiro 90
Preparativos para a mudança 95
Despedidas 101

O IMPONDERÁVEL 107
Trégua fugaz 110
À beira do abismo 115
A gota-d'água 118

O OUTRO LADO 123
A internação 128
A despedida 130
Transmutação 133
Um outro olhar 138

A CULPA 145
O código 146
Amarras 151
Coragem 155

A LIBERTAÇÃO 159
Alguma racionalidade 160
Um olhar para o cuidador 162
Intuição e sensibilidade 165
Diana 165
Iris...172
O declínio 178
Virgínia 179

REFERÊNCIAS BIBLIOGRÁFICAS 185

SOBRE A AUTORA 189

PREFÁCIO

*Ninguém pode viver sem ser capaz de explicar para si mesmo
o que está acontecendo consigo, e se um dia as pessoas
não conseguirem mais explicar as coisas para si mesmas, dirão
que enlouqueceram e essa será sua última alternativa de explicação.*

Fiódor Dostoiévski, parafraseado por
Levine & Frederick, em *O despertar do tigre*.

Não me foi muito difícil prefaciar esta obra: minha mãe também sofreu do Mal de Alzheimer, também nos fez passar por tudo aquilo que a autora passou, e, também, frequentou, em seus últimos anos de vida, a mesma clínica em que a mãe de Dorotea, Dona Zulina, foi internada. Cabe-me revelar, até mesmo, que convivi com ambas nos dois estágios de vida, antes e depois do acometimento da doença, testemunhando e sentindo na própria pele a avalanche de sentimentos contraditórios que nascem dentro da gente e que são esmiuçados nos vários capítulos desta obra.

Diferentemente do câncer, cujo diagnóstico é evidente pelos exames laboratoriais, a Síndrome de Alzheimer não fornece claros sinais de sua chegada no cérebro de uma pessoa. Há uma certa fluidez nessa chegada, que começa a desequilibrar em extrema *slow motion* a vida do paciente e, por extensão, a de seus familiares, com ênfase maior em sua linha de descendência. Surge uma região psicológica que vai ser tornando cada vez mais cinzenta, parda, semeando dúvidas e inquietações no âmbito de toda a organização familiar.

Ter um parente com Alzheimer é, no meu ponto de vista, um medonho teste existencial uma vez que queremos, de alguma forma, encontrar uma forma de contornar a fatalidade por meio de uma busca desenfreada de uma cura que ainda não existe. Dar de cara com a fatalidade. Trombar com o anúncio antecipado da morte. Saber-se impotente para refrear o definhamento mental do ente querido. Um mosaico complexo de emoções e frustrações, coroado pelo sentimento maior de tristeza, que acaba por nos acompanhar onde quer que estejamos, em todas as horas, irrefreavelmente.

O mérito maior deste livro de Dorotea reside na sua narrativa de rememoração, trazendo aos olhos do leitor não apenas os sutis sintomas mascarados pelas rotinas do cotidiano, mas a contextualização desses sintomas na relação mãe-filha e, mais abrangentemente, na relação paciente-família. A busca de entendimento e de explicações da autora para a crescente catástrofe é uma constante na sequência da obra – um cavoucar incessante dos fluidos desvãos da memória, tentando compreender ou por vezes justificar suas decisões e seus atos. E ao longo dessa caminhada, na construção mesma da obra, desmanchar as cicatrizes e as chagas deixadas pelo Alzheimer, compreendendo-as criticamente, compreendendo-se melhor no próprio relatar.

Não são muitos os livros, escritos por autores brasileiros, que tratam dos efeitos do Mal de Alzheimer no contexto de uma família e, mais especificamente, nas relações entre filhos e pais, estes transformados, por força do destino, em pacientes dessa doença fatal. Nesses termos, "Face a face com o Mal de Alzheimer" é uma obra oportuna e bem-vinda porque nos ilumina e nos alerta a respeito dos meandros e dos rastros produzidos pela patologia, principalmente nos aspectos relacionados aos comportamentos e às atitudes dos cuidadores em âmbito familiar. Assim, dúvidas, apreensões, medos, inseguranças, desesperos etc. daqueles que convivem com casos de Alzheimer podem ser minimizados – e muito – pela leitura atenta e carinhosa desta obra.

Que não se espere aqui um manual didático de como se comportar frente à evolução da doença; pelo contrário, Dorotea exterioriza sua subjetividade e sua ótica sobre as dores sentidas por Dona Zulina e por si própria, como filha única, ao longo da descoberta e da evolução da doença em sua mãe até o completo desfecho na morte. O caminho narrativo é quase o de uma confissão para um acerto de contas de natureza existencial; nesses termos, ao ler sobre os fatos ocorridos desde os primórdios da doença, vamos adentrando ações e reações quase sempre erradas e descuidadas da autora, quando nem sequer desconfiava que sua mãe já carregava consigo a semente da demência, o que paulatinamente lhe fechava as portas para as decisões intelectuais com base na memória. Ainda assim, mesmo sem que Dorotea tenha estabelecido qualquer propósito didático, é praticamente impossível não aprender com seu sofrimento e com os penosos caminhos percorridos em direção ao bem-estar de sua mãe.

Tenho cá comigo, por experiência vivida, que é difícil – extremamente difícil – enfrentar a perda das nossas referências familiares maiores, como a do pai e da mãe. E se a perda chega de surpresa, na forma de uma fatalidade, essa dificuldade se avoluma ainda mais dentro de nós. Também por experiência vivida, como o foi no caso da minha mãe, cujo passado muito se assemelha ao de Dona Zulina, a fatalidade é ainda mais dolorosa porque o Mal de Alzheimer faz a pessoa morrer em vida, pelo corte paulatino e crescente de suas percepções e compreensões da realidade. E daí, frente a esse tipo específico de fatalidade "que se estica no tempo", como já queria o poeta Manuel Bandeira, "a única coisa a fazer é tocar um tango argentino", ou então relembrar outro de seus poemas, que também fala da misteriosa dialética da existência humana...

Consoada

Quando a Indesejada das gentes chegar
(Não sei se dura ou caroável),
Talvez eu tenha medo.
Talvez sorria, ou diga:
– Alô, iniludível!
O meu dia foi bom, pode a noite descer.
(A noite com seus sortilégios.)
Encontrará lavrado o campo, a casa limpa,
A mesa posta,
Com cada coisa em seu lugar.

Ezequiel Theodoro da Silva
Campinas, maio de 2006.

FRAGILIDADES

Poucos eventos na vida são capazes de isolar alguém como a progressão de uma doença fatal. Por mais empatia que a desventura do outro possa despertar, expormo-nos à insegurança, depressão, estados de ânimo contraditórios e crises de ansiedade de alguém que está ciente do seu fim é experiência tão angustiante que inventamos um milhão de subterfúgios para evitá-la. Lidar de perto com a perspectiva da morte alheia nos remete à constatação de nossa própria fragilidade.

Drauzio Varella, *Por um fio*.

Ao assumir a responsabilidade de cuidar de minha mãe, minha vida transformou-se bruscamente. Não exatamente pelo fato em si, mas em virtude da situação delicada em que mamãe se encontrava, agravada sobremaneira por desconhecermos o que se passava com ela.

Mamãe veio para nossa casa em decorrência de um quadro de demência senil, tardiamente diagnosticada, que progrediu rapidamente. No espaço de apenas dois anos, saiu da condição de morar sozinha, administrando sua própria vida, para um estado de dependência absoluta, no qual já não conseguia mais alimentar-se, manter qualquer tipo de higiene, deslocar-se sem apoio e até mesmo comunicar-se para expressar suas necessidades.

De início as mudanças de comportamento que apresentava foram percebidas mais como se fossem decorrentes de uma crise existencial do que de uma síndrome derivada de alguma doença mais grave. Contudo, nada do que fizemos imaginando trazer-lhe tranquilidade logrou resultado duradouro. Atormentada pelos fantasmas que só ela percebia, mamãe foi se transformando numa pessoa de difícil trato, muito diferente da Zulina que conhecíamos. Desorientados, tomávamos isso como a forma que ela encontrara de se rebelar contra os males inevitáveis advindos do avanço da idade: o esquecimento, a fragilidade física, a diminuição da capacidade visual, a perda gradual de autonomia. Enfim, uma recusa em aceitar que era chegado o momento de se tornar dependente de nossos cuidados. Sem saber o que realmente se passava com ela, para nós tudo se resumia no que supúnhamos ser uma ferrenha resistência sua ao processo de envelhecimento que ela sempre execrara.

A identificação das alterações de seu comportamento como sintomas de uma demência senil só se deu tardiamente, quando, convencidos de que a situação fugia ao nosso controle e contrariando sua vontade, enveredamos pela via da psiquiatria. Até então eu nunca ouvira falar sobre o Mal de Alzheimer. Logo aprendi que se trata de uma doença perversa, contra a qual ainda não se sabe lutar e que, tampouco, se está preparado para aceitar com passividade.

Antes disso, porém, por nunca ter tido uma experiência semelhante, não tinha noção da gravidade de seu quadro e não fazia a menor ideia do que ele prenunciava para o nosso futuro. A princípio acreditava que ela estivesse apenas perturbada pela mudança que se fazia em sua vida. Achava que, à medida que se instalasse definitivamente em nossa casa, onde estaria mais protegida e poderia estar mais tranquila, ela logo iria se adaptar e se acalmar. Nada que o tempo, muita paciência e carinho não pudessem resolver. Estava, no entanto, enganada. Nenhuma das minhas mais otimistas esperanças se realizou. O tempo só fez agravar as coisas, não houve acordo nem trégua. Tudo se passou de modo intenso, sofrido, impossível de entender, difícil de suportar. Fui levada ao sentimento extremo do desespero. Sem dúvida alguma, o sentimento mais intenso e mais cruel que me assaltou nesse longo período em que convivi com minha mãe doente foi a perda da esperança. Nunca havia sentido o que significa não saber como prosseguir, não encontrar uma forma de contornar uma situação que nos toma por inteiro e domina nosso corpo e mente sem trégua, sem piedade. Foi com muita dificuldade que entendi o significado da expressão popular que diz que *a esperança é a última que morre*. Porque, ao perdê-la, o que fica é nada. A sensação é de pânico, temos a impressão de que não há mais nada a ser feito. No entanto, mesmo assim, se vamo-nos manter vivos, vamos ter de continuar. Como? Por quê?

Para quê? Nada mais parece ter resposta ou fazer sentido. Perdemos os referenciais que nos nutrem, que nos animam, que nos permitem viver sem questionar o sentido de cada segundo que passa. Nessa hora gostaríamos de ser compreendidos, gostaríamos de saber se há uma luz no fundo do túnel, gostaríamos de encontrar alguém que tivesse vivido uma situação semelhante, simplesmente para saber que não estamos sozinhos.

Em parte, é esse sentimento que me encoraja a escrever sobre essa minha experiência. Talvez, desse modo, possa oferecer a alguém que não conheço algo que busquei avidamente, sem muito resultado: um relato de uma situação parecida com a minha, que me fizesse entender um pouco melhor o que eu vivia, o que eu sentia. Alguém que, como eu, não domine o conhecimento científico sobre essa doença, mas queira, mesmo assim, saber o que pode acontecer a um idoso acometido desse mal. Certamente poderei, com certa objetividade, comentar sobre dificuldades que podem surgir e o que fazer para contornar alguns problemas. E, mais subjetivamente, contar os sentimentos que me assaltaram, como me senti diante da constatação de minha impotência, como lutei para preservar um pouco de espaço saudável no meio do caos que essa doença instalou em nossas vidas.

O que sei hoje – e me autoriza a fazer este depoimento – é tão somente aquilo que aprendi a duras penas com a minha própria experiência. Não tenho explicações a dar, tenho apenas o relato de coisas que nos aconteceram e minhas interpretações pessoais sobre algumas circunstâncias que, penso eu, a maior parte dos que estão na mesma situação acaba por enfrentar. Gostaria de poder escrever aquilo que eu gostaria de ter lido quando precisava de algum referencial, de alguma orientação, de um pouco de solidariedade vinda de alguém que já tivesse passado por isso. Sim, porque muitos podem nos socorrer, nos ouvir, dar uma opinião, porém, quando encontramos alguém que nos diz já ter cuidado de um idoso com o mesmo problema, aí nos identificamos e pensamos, "ele sabe exatamente do que eu estou falando, posso ser sincera, porque ele sabe que não estou inventando nem exagerando, ele acredita no que eu digo pois sabe, por experiência própria, como as coisas se passam". Enfim, gostaria de contar a esse alguém que não conheço como resolvi algumas questões práticas, como contornei alguns problemas, como me senti em algumas situações. Dizer, sinceramente, que não fui a pessoa maravilhosa e perfeita que gostaria de ter sido, mas que me surpreendi com capacidades que ignorava ter, que superei muitas limitações, que passei a dar importância a coisas que antes eu mal conhecia, que fui obrigada a fazer outras que jamais me ocorrera tentar, que aprendi muito e rapidamente com tudo isso, que pensei coisas que jamais me haviam ocorrido pensar, que alterei alguns dos valores que tinha e passei a ver, sentir e falar sobre coisas que não me eram até então significativas. Embora não sirva de consolo, hoje eu posso dizer que sei o que significa o aprendizado pelo sofrimento. Ele realmente nos traz questionamentos e provoca buscas que não nos ocorrem em nossos momentos de bem-aventurança, tranquilidade e alegria.

Quando comecei a escrever a respeito – o que se deu no momento em que deleguei a terceiros o trabalho de cuidar de mamãe –, não tinha, contudo, essa intenção e nem mesmo essas coisas me eram muito claras. Pelo contrário, estava por demais confusa. Nas novas circunstâncias, teoricamente, eu poderia voltar a trabalhar, estudar, sair, escrever, ler, passear, enfim, fazer tudo aquilo que quisesse e que há muito me estava proibido. Contudo, a princípio, fiquei absolutamente bloqueada por meus sentimentos. Minha mãe não saía de meu pensamento. Sua presença tornou-se palpável, a impressão que eu tinha era que ela estava dentro de mim, como se ela houvesse se tornado uma parte de mim mesma. Pensava persistentemente nela, sempre tentando entender o que estava acontecendo conosco. Ao dormir tinha sonhos dos quais me lembrava nitidamente ao acordar e que refletiam meu estado d'alma, atormentado pela situação que vivia. Foi nesse período que resolvi começar a escrever o que sentia, na tentativa de colocar no papel o que me ia na alma, sem qualquer outra intenção que não fosse proteger a mim mesma.

Na busca de ordenar minhas ideias, tentava encontrar explicação para coisas que já haviam acontecido e para outras que ainda estavam acontecendo comigo. Escrevendo, tentava aplacar um pouco da ansiedade que me dominava, tentava entender melhor o que sentia. Percebi que, à medida que comecei a escrever, passei a ter menos necessidade de falar com as pessoas sobre meu momento, coisa que me incomodava e, por vezes, chegava mesmo a me envergonhar, por não saber como me controlar, por entender estar me tornando compulsiva.

Hoje, entendo que escrever tenha sido, realmente, um modo que encontrei de continuar *falando* sobre o assunto, sem contudo aborrecer os que me rodeavam. Como não tinha a pretensão de dar a conhecer meus escritos a estranhos, fiquei muito à vontade para dizer o que bem entendesse, do modo que viesse, quando quisesse. Quando somos nossos próprios interlocutores, o limite se estabelece segundo nosso próprio nível de tolerância. Logo me dei conta de que me valera de um recurso acertado.

Escrever sempre me fizera sentir-me melhor. Além das confidências e reflexões que fazia, comecei a registrar também os sonhos que tinha e fui percebendo que as mensagens que me chegavam através deles também podiam me ajudar a compreender o que se passava comigo.

Num certo momento, essa minha trajetória me fez ver que eu não estava sozinha, que havia muitas outras pessoas que passavam por dificuldades semelhantes. Se me propusesse a publicar o que estava escrevendo, eu talvez pudesse aliviar o fardo da tristeza, do desespero, da impotência que atinge aquele que, como eu, teve a infelicidade de ver uma pessoa muito querida se perder nesse inescrutável labirinto da inconsciência, sem que se possa alcançar-lhe as mãos que ela desesperadamente nos mantém estendidas, sem que se encontrem as palavras que lhe tragam a tranquilidade por que tanto anseia, sem aplacar o pavor que se vê em seus olhos cansados, sem transmitir-lhe a segurança que ela sempre imaginou que teria ao nosso lado, quando disso precisasse. Se me propusesse a publicar o que escrevia, talvez pudesse amenizar a culpa que sentia por não ter conseguido ser melhor, por não ter percebido antes o que só me dei conta depois de reviver o processo vezes sem fim. A frustração de só ter conseguido fazer o possível, embora tentando o impossível. A certeza de não ter propiciado aquilo que suponho que minha mãe esperava de mim, que eu fosse tão poderosa e corajosa a ponto de protegê-la e defendê-la dos fantasmas que se lhe avizinharam nessa velhice marcada pela demência: o fantasma da dor, da tristeza, da impotência, da solidão. E, ainda, o dissabor de não ter impedido a inevitabilidade da sua dependência, a ingerência em seus negócios, a inversão de nossos papéis, que fui compelida a encenar, a despeito de sua vontade e da minha. Enfim, a prepotência de ter tomado em minhas mãos as rédeas na condução de seu destino, que eu, por nunca supor estar devidamente preparada, tanto hesitei em fazê-lo.

Por outro lado, usando a minha habilidade para transformar em palavras o que ia dentro de mim, quem sabe poderia vir a acreditar um dia, ter superado, de alguma forma, meus parcos limites. Quem sabe, nesse campo que me é mais familiar, eu viesse a alcançar algo que não me foi possível atingir ao assistir pessoalmente minha mãe. O impulso foi forte mas, surpreendentemente, descobri que, a exemplo de outras

Fragilidades

coisas piores, sempre dispomos de alguma reserva de coragem quando dela precisamos. Afinal, se como creem alguns, nada acontece por acaso, eu apenas me rendi à evidência de alguns sinais claros demais para serem ignorados.

Um dia, em meio ao processo de escrever, um forte apelo criou para mim uma possibilidade concreta: aceitei corresponder-me com AD, amiga desconhecida, e nossas cartas acabaram por se transformar no fio condutor que organizou o relato que a partir daqui se inicia.

CARTAS A UMA DESCONHECIDA

Medíocre ou excepcional, se um indivíduo se exprime com sinceridade, todo mundo, mais ou menos, se acha em jogo. É impossível lançar alguma luz sobre a própria vida sem iluminar, num ponto ou outro, a dos outros.

SIMONE DE BEAUVOIR, *Na força da idade.*

Quando me escreveu sua primeira carta, AD estava às voltas com as dificuldades iniciais no trato de sua mãe, acometida pelo Alzheimer. O que a levara a procurar-me, dizia ela, fora a insistência de uma amiga que tínhamos em comum, por acreditar que uma troca de informações poderia vir a ser benéfica para ambas. Nessa ocasião minha mãe já havia atingido um estágio avançado da doença e se encontrava sob tratamento numa clínica geriátrica especializada.

Tão logo nos conhecemos, uma fraterna empatia deu origem a uma intensa e franca correspondência que se alongou por pouco mais de dois anos e se encerrou por motivos alheios à nossa vontade.

As primeiras cartas que escrevi revelam com fidelidade meu estado de espírito naquela ocasião e os receios que tinha em manter um tal tipo de correspondência. Depois de algum tempo, contudo, isso já não teve a menor importância. Em lugar do receio, passei a ter a coragem de usar de grande franqueza em minhas confidências, privilegiando assim o espaço que havia conquistado, e ganhando com isso uma sensível melhora em minha qualidade de vida.

Como sempre gostei de escrever, visto que me encontrava num bom momento para fazê-lo e, principalmente, pelo fato de o assunto ser de meu interesse, dediquei grande parte de meu tempo a essa correspondência.

A curiosidade de AD, associada à minha necessidade de sempre encontrar as melhores respostas às suas perguntas, levaram-me a uma compreensão muito profunda sobre o dramático episódio que vivera com mamãe desde que ela fora acometida pelo Alzheimer. Sempre tentando ser fiel aos fatos, fui perdendo o medo de entrar em contato com os registros que guardara sobre as andanças de minha mãe, sobretudo nos seus últimos tempos de liberdade. Quando me dei conta, já formara um acervo de dados suficiente para responder não apenas ao que interessava a AD, mas também para alinhavar trechos da minha própria história.

Com o passar do tempo, entremeados por problemas mais prementes, outros aspectos mais prosaicos ganharam espaço em nossas cartas. Reconheço, contudo, que poucas vezes elas se alimentaram de amenidades. Mantivemo-nos sempre interessadas em perceber similaridades entre coisas que haviam acontecido, com uma e outra, buscando nelas alguma relação com o episódio que vivíamos, marcado pela doença.

Nelas se mostra claramente o conflito entre alimentar um tal tipo de correspondência e o temor de ousar fazê-lo. A escrita dessas cartas, titubeante e por vezes repetitiva, reflete a dificuldade de lidar com o preconceito em comentar com nosso familiar doente particularidades privadas. Mas mostram também que, com muito tato e bom senso, foi possível assegurar as melhores intenções em fazê-lo. A experiência mostrou-se tão rica que acabei, posteriormente, escrevendo minha própria história, na clara intenção de que, à semelhança do que a mim ocorrera, outras pessoas pudessem vir a ser beneficiadas por ela.

AD não chegou a ler a história que ajudou a construir. No entanto, não tenho dúvida de que ela teria aprovado incondicionalmente as intenções que me levaram a fazê-lo. Em testemunho ao que digo, deixo à disposição do leitor a transcrição das três primeiras cartas que escrevi para AD, nas quais transparece nitidamente a angústia de que fui tomada ao fazê-lo.

Primeira carta

Cara AD,

Recebi sua carta e fiquei sensibilizada com tudo que li. Antes de mais nada, gostaria de antecipar-lhe que minha resposta à sua solicitação de mantermos uma correspondência regular é "sim". Embora eu não a conheça pessoalmente, sua car-

ta teve o dom de me comover, tal a intensidade e seriedade com que você descreveu sua situação atual, a de cuidar de sua mãe com Alzheimer. Você diz ter-me conhecido há algum tempo e não ter tido coragem de escrever antes por receio de vir a incomodar, de receber uma resposta negativa ou mesmo ser simplesmente ignorada. Diz também que não desistiu da ideia por ter notado que, apesar de estar vivendo uma situação semelhante à sua, eu lhe dei a impressão de ser uma pessoa equilibrada. É verdade, sinto-me agora como uma pessoa quase *normal*. Mas, há bem pouco tempo, pensei que fosse enlouquecer, achava que havia entrado num processo de insanidade mental que não teria volta. No entanto, cá estou eu, sendo procurada por você, exatamente por ter passado por algo semelhante ao que você me diz estar sofrendo e ter logrado recuperar boa parte de minha estabilidade física e emocional.

Hoje eu já consigo falar sobre minha mãe sem sentir a mesma opressão de outrora. Sinto que estou reconquistando uma certa tranquilidade e liberdade depois de ter passado alguns anos de reclusão e desespero. Foi isso mesmo o que me aconteceu. Ao ser turbilhonada nas malhas da doença mental que acometeu minha mãe, eu mergulhei de corpo e alma no afã de zelar por ela. Totalmente despreparada para compreender o que se passava conosco, tomei a mim a responsabilidade de cuidar de mamãe como se sua felicidade tivesse sido depositada em minhas mãos e dependesse apenas do que eu pudesse fazer por ela. Surpreendida pela gravidade e velocidade das mudanças, eu agia e sentia tudo numa intensidade que hoje considero insana e que me levou a um quadro depressivo bastante severo.

Por vezes nem eu mesma acredito que recuperei meu bom humor, que voltei a sentir alegria com pequenas coisas e que me disponho, com muito mais frequência do que antes o fazia, a estar de bem com a vida. Talvez esta tenha sido a lição mais importante que aprendi com esse triste episódio: insistir no direito de ser feliz; ficar atenta aos apelos da alegria, da descontração, do bem-estar. Não aceitar com resignação os momentos de depressão. Não alimentar esse estado d'alma pesado e sofrido que por vezes me abate.

Mas você me escreve uma carta tão triste e eu lhe respondo: Seja feliz! Como se isso fosse possível de acontecer assim, num passe de mágica. Realmente não o é. Ou, ao menos, não foi assim que aconteceu comigo. Há bem pouco tempo eu não suporia ser possível que viesse a causar tal impressão a alguém: "Eu soube que você tem sua mãe com Alzheimer e, no entanto, ouvindo-a falar dela com tanto entusiasmo, a impressão que tive é que vocês duas estão muito bem. E eu fico me perguntando como isso é possível."

Suas palavras denotam com muita propriedade meu atual estado de ânimo. Se há dois anos alguém me dissesse que minha mãe e eu nos transformaríamos no que somos hoje, eu mesma não acreditaria. Nada naquele momento me faria supor essa possibilidade. Isso, no entanto, aconteceu. Estamos realmente vivendo um bom momento nesta vida. É óbvio que não estou exultante o tempo todo. Se pudesse escolher, isso tudo nunca teria acontecido conosco. Tenho também meus momentos de angústia, de dúvida, de tristeza, de infelicidade. Não posso ver uma velhinha de cabelos brancos no gozo perfeito de suas faculdades mentais sem me reportar com melancolia à pessoa que é hoje minha mãe. A bem da verdade, qualquer cena que vejo, quer na realidade quer na ficção, que envolva a velhice e seus problemas, me impressiona e comove. Mas tenho também momentos de alegria, de entusiasmo, e até mesmo de pura felicidade. Isso, tanto quando estou ao lado de minha mãe, como quando estou longe dela. Hoje esse estado d'alma positivo me parece ser muito mais frequente que aquele dominado por sentimentos depressivos. Foi fácil passar por essa transformação? Não. Foi possível? Sim.

Pois bem, AD, sei que os caminhos que cada um de nós trilha nesta vida são sempre únicos; no entanto, sei, também, que muito do que se faz pode ser espelhado nas experiências de outros. Estou profundamente interessada em manter uma correspondência com você, trocando ideias sobre o modo como temos lidado com essa questão de atender a um parente próximo acometido pela demência senil. A impressão que tenho é que dessa troca só poderão advir bons resultados.

Fique absolutamente à vontade para escrever no mo-

mento que quiser e sobre o que quiser. Esteja certa de que sempre estarei sentindo-me muito bem em poder ajudá-la e, mais que isso, saiba que essa ajuda não é uma via de mão única. Você também estará me beneficiando na medida em que eu puder de alguma forma retribuir a ajuda que encontrei, e que não foi pouca, ao longo desse difícil caminho.

Essa foi outra lição que aprendi nesse episódio. Quando você estiver precisando de amparo, recorra. Recorra a seu modo, não se intimide diante de um estranho solícito, de uma mão estendida, de uma palavra de conforto. Esse processo me ensinou que tão importante quanto reconhecer que estamos precisando de ajuda é estarmos abertos a recebê-la quando alguém se mostra disposto a nos amparar. Depois de recuperada, você, a seu modo, talvez também possa prestar socorro a alguém. Num momento de desamparo como esse que vivemos, sentir-se como um elo de uma corrente de solidariedade, seja ela qual for, pode ser extremamente confortante.

É isso o que posso lhe dizer em resposta a essa sua primeira carta. Caso você se entusiasme, caso entre em sintonia com minha forma de escrever, volte a entrar em contato e poderemos, quem sabe, dar início a um boa amizade. Hoje em dia se fala tanto em amizade virtual. Vamos estabelecer uma modalidade nossa: uma amizade epistolar. O termo é meio antigo, mas apropriado, você não acha?

Esperando por sua resposta, envio-lhe meu abraço.
Dorotea.

Segunda carta

Cara AD,

Que bom que você já me respondeu! Senti a leitura de sua carta de um modo tão familiar como se nos conhecêssemos há longo tempo. Talvez isto se deva ao assunto do qual tratamos, que nos faz sentir unidas e solidárias, mas acho que também existe uma boa sintonia na forma de abordagem que damos à questão. A leitura desta sua segunda carta reportou-me a detalhes de uma situação de vida que poderiam perfeitamente ter sido relatados por mim, como se eu própria os tivesse vivido. Diria que a principal diferença em nossa situação é quase tão-somente cronológica. No seu caso, trata-se de um momento presente e, no meu, um passado recente. No entanto, se você observar, é exatamente isso que faz toda a diferença. Você me escreve ao sabor da forte emoção em que está vivendo, eu já consigo ver as mesmas coisas de uma forma mais serena. Para você os problemas se multiplicam impiedosamente, você tem a impressão de ter entrado num túnel sem fim, enquanto que eu os vejo como parte de uma etapa de vida já superada e, feliz ou infelizmente, sem retorno.

 O que mais me chamou a atenção nesta sua segunda carta foram os comentários que você fez sobre a premente necessidade que sente de falar a respeito do que lhe está acontecendo neste momento em relação ao cuidar de sua mãe e, sobretudo, a forma como o fez, aparentando um certo desconforto. Disse ficar dividida entre a vontade de falar e a vergonha de falar. Eu lhe asseguro que para mim esse é um sentimento muito familiar. Já pensei nisso várias vezes e chego à conclusão de que esse é um imperativo de quem se sente vulnerável, impotente e só, diante de acontecimentos tão despropositados e ameaçadores. O inusitado da situação, a falta de parâmetros, o receio de não ser compreendida, o medo de perder o controle, a insegurança que sente – tudo isso faz com que você acabe se confessando, se justificando por tudo que faz e a todos que encontra. Racionalmente é um despropósito, emocionalmente é uma necessidade. Talvez haja pessoas diferentes de nós que consigam lidar com uma situação como essa com mais serenidade e equilíbrio. Não foi o meu caso e parece não ser também o seu.

 Quanto a mim, sei que durante um longo período perdi o controle sobre o que seria socialmente adequado conversar, ou mesmo com quem conversar sobre certas coisas. Ansiava o tempo todo por alguém que estivesse disposto a me ouvir, mesmo sabendo que ninguém, a não ser eu mesma, poderia fazer algo de concreto para enfrentar melhor a situação em que me encontrava. Por um longo período, impulsivamente, falava quase que exclusivamente sobre o mesmo assunto: a doença que acometera minha mãe e os problemas que isso vinha nos acarretando. Não conseguia selecionar meus interlocutores, conversava sobre isso com médicos, com familiares, com amigos, com a empregada doméstica e, por vezes, até mesmo com desconhecidos. E, mais que isso, houve época em que, em casa, o assunto com meu marido e filhos era quase exclusivamente esse. Mesmo que conscientemente não quisesse, quando me dava conta lá estava eu procurando uma opinião sobre detalhes do cotidiano com minha mãe, ou reclamando de algo que me incomodara, querendo apenas o conforto de um ouvido amigo com quem desabafar. Quantas vezes eu que, sabedora dessa minha fragilidade, me preparara para ser discreta, comedida ou, simplesmente, adequada, me vi desmoronar, inapelavelmente, diante de um polido e gentil: "Como está sua mãe?". Quando menos percebia lá estava eu matraqueando sofregamente sobre coisas que um mínimo discernimento recomendaria não serem confidenciadas a terceiros. Insidiosamente essa questão foi contaminando todos os espaços de minha vida e fui tornando-me obsessiva e compulsiva com relação a ela. Tinha tanto receio de não poder me conter que cheguei até mesmo a sugerir a amigos próximos que adoraria encontrá-los, desde que não falássemos de minha mãe e de sua doença. Racionalmente, diria que tinha claro que as pessoas quando saem de casa estão em busca de uma descontração, de alguma distração leve. Ninguém em sã consciência quer voltar para sua casa, depois de um passeio, atormentado pelo peso de problemas alheios. Como você vê, eu percebia tudo isso, só não sabia como evitá-lo. Num sentido figurado, sentia-me como se eu fosse uma panela de pressão. A possibilidade de falar era uma válvula de segurança. A impressão que me dava era de que, se essa válvula falhasse, eu iria explodir, tal era a pressão interna acumulada.

    Hoje você me faz ver que não fui tão original ao sentir-me assim. Você relata um mal-estar semelhante, um desconforto tão grande quanto o que senti. Isso me faz pensar que não devemos ser as únicas a nos sentir dessa forma. Afinal não somos as únicas pessoas neste mundo com esse tipo de problema. Dizem as estatísticas que os casos de demência senil estão cada vez mais frequentes. Provavelmente também não devemos ser as únicas com vontade de trocar ideias, experiências e informações a esse respeito.

De qualquer forma, com base em minha experiência, diria que o que hoje lhe parece absurdo logo mais será entendido como parte de seu cotidiano e, acredite, não vai mais lhe causar essa dor tão profunda nem mesmo esse espanto.

Finalmente, gostaria de comentar uma colocação sua que considero de vital importância: a de nos propormos a comentar nossa relação com nossas mães, o que vale dizer, expor intimidades sobre nossas mães a uma pessoa que nos é estranha. Você colocou muito bem a questão:

"O que me preocupa agora é como colocar, por escrito, a decisão que tomei de comentar com você uma relação tão delicada como essa que tenho com minha mãe doente, sabendo que a decisão de fazê-lo é tão somente minha e que, no entanto, isso implica falar de alguém que não tem mais o poder de opinar, de julgar, de consentir ou não que eu o faça, ou mesmo de se defender disso caso não concorde com o que está sendo dito."

Sem dúvida, AD, o ato de escrever compromete mais do que aquilo que se diz verbalmente. Quando estamos apenas conversando, podemos confiar na discrição de nosso interlocutor, num benquisto esquecimento daquilo que foi dito, ou, até mesmo, tentar remodelar depois, em nossa mente, de uma forma mais confortável, nuanças da conversa que se teve. A palavra escrita não goza, porém, de tais atenuantes. Ela fica ali, imóvel, consagrada, à mercê do julgamento alheio.

Essa coisa de poder escrever o que se vive, no entanto, é um tanto mágica. Não é a primeira vez em minha vida que recorro a tal expediente. Meus cadernos sempre foram fiéis confidentes e depositários de minhas alegrias, ansiedades e incertezas. Neles registrei muitos sonhos e esperanças, teci comentários sobre problemas que me afetavam, fiz perguntas e obtive de mim mesma algumas respostas. Registrei a presença de autores que me empolgaram, anotei frases que me impressionaram de algum modo mais especial. Sempre tive uma relação intimista com a palavra escrita e, na maioria das vezes, o simples fato de ter escrito algo, mesmo sem ter em mente algum objetivo definido, reverteu-se, para mim, em grande prazer. Também alimen-

tei ao longo dos anos a prática de alguma correspondência. Escrever pensando no outro, procurando sintonia, reciprocidade, sempre me agradou.

Desta feita, porém, as coisas começaram de um modo bem diferente. Lembro-me perfeitamente de que, quando comecei a escrever sobre os problemas que vinha enfrentando com minha mãe, percebi que enveredava por um caminho solitário, no qual eu só ouvia o eco de minhas próprias palavras. O sentimento dominante que me movia era o desespero. Nesse momento tinha claro o que queria. Sabia que o fazia por premente necessidade e que o beneficiário imediato de meus escritos frenéticos era tão-somente eu mesma. Era eu que me encontrava em dificuldades. Era eu que precisava de conforto. Era eu, querendo entender o que estava acontecendo comigo. Querendo compreender se havia algum sentido que me escapava em tudo aquilo que vivia. Não conseguia parar de pensar obstinadamente nas mesmas coisas e por isso as escrevia. A mim parecia que o fato de colocar algumas delas no papel talvez pudesse ajudar a ordenar o caos em que se transformara minha vida e, quem sabe, libertar-me do torvelinho alucinante que se formara com meus pensamentos. Aos poucos fui me acalmando. O próprio ato de escrever, associado ao passar do tempo e às mudanças que nele foram acontecendo, tornou-me uma pessoa mais resignada, mais conformada com o desconforto de estar nessa situação e mais forte para enfrentar a brutalidade dos fatos.

Não saberia precisar quando foi, mas em algum momento tive de aceitar o que estava acontecendo comigo. A solidão que eu sentia e o vazio que se abria em mim eram tão somente manifestações do profundo pesar que me abatia diante do angustiante e inexorável afastamento de minha mãe. A dor me fragilizou e acabou por me conformar, inconscientemente, à condição de quem pede e aceita ajuda. Encontrei muitos braços abertos, obtive apoio de pessoas que nem conhecia, me senti amparada, protegida e consolada. Neste momento, a consciência do processo que vivi, das circunstâncias que atenuaram minha dor, das intensas mudanças pelas quais passei, me levam a querer compartilhar parte dessa minha *experiência com outras pessoas, acreditando que a coragem de fazê-lo poderá resultar, assim, num bem maior. Hoje já não vivo aquela compulsão de falar, que me acometeu de início, ou mesmo de escrever desenfreadamente. Posso perfeitamente perceber se quero ou não falar a esse respeito.*

No entanto, quando, ao conversar com alguém interessado nessa situação particular que vivo com minha mãe, obtenho respostas que me fazem ver o quanto isso pode ser importante para outras pessoas, o fato de resistir a escrever a respeito me faz sentir em dívida, como se fugisse a um compromisso assumido.

Assim, querida amiga, de minha parte, entendo nossa correspondência como uma forma de estabelecermos um invisível, mas sólido elo, que concorra para nos auxiliar na superação deste nosso difícil momento.

Relendo o que lhe escrevi percebo que apesar de confiante me sinto um tanto ansiosa quanto à sua reação. Mas não se deixe contaminar por esse meu estado de espírito. Sei que você está mais atribulada do que eu. Escreva-me quando quiser e apenas quando puder.

Sem mais, despeço-me com um abraço.
Dorotea.

Terceira carta

Cara amiga,

Retomo o fio da meada exatamente onde o deixei. Ao me despedir de você, em minha última carta, confessei-lhe certa ansiedade que atribuí ao desconhecimento da reação que você teria ao ler o que eu lhe escrevera. Agora, porém, percebo que não se trata exatamente disso. O foco é outro.

Nem bem me separei da última carta que enviei a você, voltei a ler o que escrevera e me dei conta de que seu teor é por demais importante para mim. Mais de um dia já se passou e o tema volta à minha mente de modo recorrente e não me deixa outra alternativa a não ser voltar a falar sobre ele. É como se uma parte dentro de mim exigisse mais clareza, mais ênfase em alguns pontos.

Prestando atenção aos pensamentos que me ocorreram, sou forçada a admitir que os escritos sobre alguma vivência considerada significativa de há muito me têm intrigado. São muitos aqueles que após enfrentarem algum problema muito grave se propõem a relatar sua experiência, na esperança de poder minimizar o sofrimento de outros que estejam em situação semelhante. Uma crítica mordaz poderia interpretar essa atitude como sendo um ato de vaidade ou oportunismo. Afinal, é voz corrente que todo escritor é dotado de um certo narcisismo. Um olhar compassivo, porém, para esses escritos nos faz perceber fortes sentimentos de solidariedade e benevolência. Muitos deles são publicados sob pseudônimo, preservando a identidade do autor. É esse o caso de um livro que acabo de ler, escrito por um sacerdote e psicoterapeuta, que, sob o cognome de Andrew Paige, *narra uma experiência pessoal em que sofreu os horrores de uma depressão profunda. Nos comentários finais ele revela já ter escrito outros livros, sobre outros temas, sendo esse o mais difícil de compor. Mas para que você entenda bem o que estou querendo dizer, o melhor mesmo é reproduzir suas próprias palavras:*

Diversas vezes desisti do projeto. Fico feliz por não tê-lo feito. Sou, por natureza, uma pessoa reservada, portanto a autorrevelação contida neste livro não fluiu de forma fácil para mim. Abrir-me da forma como o fiz e partilhar com você minhas disfunções e perturbações mentais foi tarefa dolorosa, mesmo contando com a proteção de um pseudônimo. Por que então não desisti? Por que prossegui? Por que concluí o projeto? [...] Concluí o projeto na esperança de que, ao lerem minha história, outros que possam estar sofrendo problemas similares – ou que conheçam pessoas nessa situação – venham a encontrar esperança.

Lembro-me de que certa vez, lendo Simone de Beauvoir, num livro sobre a morte de sua mãe, chamou-me a atenção um comentário que fez sobre a indignação que seu livro causou a alguns críticos que a acusaram de "tomar notas" à cabeceira de sua mãe moribunda com a intenção de transformá-las num livro. Para esses críticos ela deu a seguinte resposta:

Nos períodos difíceis de minha vida, rascunhar frases — mesmo que não sejam lidas por ninguém — me reconforta tanto quanto a prece ao crente: pela linguagem supero meu caso particular, comungo com toda a humanidade. Não é pelo prazer de ceder à tentação, por exibicionismo, por provocação, que frequentemente os escritores relatam experiências terríveis ou desoladoras: por meio das palavras essas experiências se universalizam e permitem aos leitores conhecer, no fundo de suas infelicidades individuais, o consolo da fraternidade. É, na minha opinião, uma das tarefas nobres da literatura, e que a torna insubstituível: superar essa solidão que nos é comum a todos e que apesar disso nos torna estranhos uns aos olhos dos outros.

Não vem ao caso, aqui, entrarmos em consideração sobre as motivações conscientes e inconscientes, explícitas e implícitas que fazem com que um escritor famoso relate alguma experiência pessoal que lhe seja mais significativa. O que me impressiona, quando leio tal comentário, é a introspecção involuntária que me acomete e o reconhecimento dos sentimentos que me levaram a buscar o socorro da palavra escrita como uma forma racional de organizar a confusão em que me encontrava, de apaziguar minha ansiedade, de tirar de dentro de mim algo que crescia além dos meus limites e ia me levando à loucura. Naquele momento queria apenas amenizar a minha dor.

Nesse processo, além daquilo que escrevia, fui ajudada também por muitas coisas que lia. Foi no desprendimento de alguns escritores, descrevendo suas experiências de vida, que encontrei boa parte do amparo, carinho e consolo que me fizeram superar momentos tão difíceis. Como muito bem disse Simone de Beauvoir, nas palavras de um outro você reconhece o consolo da fraternidade, encontra uma forma de superar a sua solidão. Encontra também a esperança de saber que, a exemplo do que aconteceu com outras pessoas, você poderia superar as dificuldades que está enfrentando e, com a esperança, encontra a coragem que lhe falta para ir em frente. Penso que a relação que podemos engendrar com um texto, quer na sua produção escrita ou no seu consumo na forma de leitura, pode ser um valioso recurso no curioso aprendizado de tornar mais leve nossa carga, facilitando desse modo a própria vida e a daqueles que a nós se encontram ligados no momento.

O que permite essa identificação entre aquele que lê e aquele que relata sua vivência? O que permite que algo que leio, que vejo, que ouço, me toque e a mim faça tanto sentido? Como diz Joseph Campbell, em seu livro O poder do mito, *os símbolos "não traduzem a experiência, apenas a sugerem. Se você não teve a experiência, como saber de que se trata?" Talvez seja isso o que a própria Simone de Beauvoir quis dizer, quando respondeu como aceitava a situação difícil de viver ao lado de Sartre por ocasião da doença que o levou à morte: "Isso não pode ser dito, isso não pode ser escrito, isso não pode ser pensado; isso se vive, e é tudo." No entanto, e aqui uma aparente contradição, ela escreve a esse respeito, e muito do que diz pode ser apreendido por leitores cuja experiência lhes confere a prerrogativa de trilhar, a seu lado, caminhos por ela traçados.*

Esse, AD, é o privilégio que temos com esta nossa correspondência. Nossa vivência com o mesmo tipo de problema nos permite não apenas uma forte empatia mas, também, o que é precioso, confessar uma à outra nossas fraquezas e desacertos. No dizer de Groddeck, "É somente quando o ser humano está convencido da total falta de desprezo de seu interlocutor, da seriedade com que este observa o mandamento 'Não julgarás...' que ele abre as portas de sua alma." É exatamente isto, a meu ver, que nos transforma em interlocutoras ideais: saber que o que temos a dizer é significativo e poder dizê-lo sem medo de sermos mal-interpretadas ou indevidamente julgadas.

Mas já que entrei no campo da literatura, gostaria de lhe sugerir a leitura de Medo dos cinquenta, *de Érica Jong, uma escritora norte-americana provocativa, cuja obra causa uma certa polêmica. Ela tem mais ou menos a nossa idade, não sei se você a conhece. A Érica percorreu na literatura, além de outros, o caminho daqueles que escrevem sobre suas próprias vivências. Recentemente, no final da década de 1990, publicou esse livro, escrito no momento em que se avizinhava dos cinquenta anos de vida. Nele há um capítulo in-*

titulado "A lésbica louca do sótão", no qual ela discorre sobre as dificuldades que enfrentou com uma tia quando esta contraiu o Mal de Alzheimer e ficou sob sua dependência. Quando o li, em 1997, já começara a enfrentar algumas dificuldades com minha mãe, sem saber ao certo do que se tratava. Depois disso voltei algumas vezes ao seu texto, sempre buscando comparar sua experiência com a minha, tentando, apesar das diferenças de cultura, credo, inserção social, situação financeira e muito mais, encontrar alguns pontos de luz para minha própria situação. O relato de Érica me foi sempre de grande valia. Sou grata à sinceridade com a qual descreveu algumas situações pelas quais passou e as dificuldades que sentia quando não conseguia contorná-las. O despojamento com que se apresenta, mostrando suas fragilidades, seus preconceitos e reconhecendo suas limitações, nos fazem senti-la uma pessoa comum, às voltas com problemas tão corriqueiros como os de qualquer um de nós.

  Sabe, AD, cada vez tenho mais claro que não é de heroínas que necessitamos. Muito pelo contrário. Precisamos nos reconhecer como pessoas comuns, mas não mais do que isso. Feliz ou infelizmente, sabemos que boa parte de nossas ilusões foi deixada ao longo do caminho. Pessimismo? Não diria. Creio que um pouco mais de realismo. Ou, quiçá, conformismo? Não dá para exigirmos de nós mesmos mais do que aquilo que temos para dar. Tenho certeza de que me seria muito confortável, neste momento, dizer-lhe o quanto fui maravilhosa e especial no trato com minha mãe doente. Gostaria de lhe confessar haver me surpreendido com a força e o ânimo que encontrei, e a segurança que senti para conduzi-la com confiança pelos caminhos difíceis nos quais mamãe enveredou em sua demência. Aí, sim, eu teria uma bela e edificante história de amor a contar. Em lugar disso, o que me ficou como lembrança são as muitas apreensões pelas quais passei, os incontáveis entraves que encontrei, as reflexões que fiz e, num sentido mais prático e construtivo, algumas soluções que encontrei, algumas orientações que recebi, algumas conclusões a que cheguei.

  Motivações à parte, reconheço que a atitude corajosa de algumas pessoas que se propõem a contar como enfrentaram alguma situação complicada de vida pode nos trazer um bem inestimável. Isso me faz lembrar outro livro que li no final da década de 1980, de autoria de Maria Alice Gonzaga, intitulado Tempo de granizo. *Trata-se de um exemplar em formato pequeno, com pouco mais de cem páginas, o texto intermediado por desenhos feitos por ela mesma. Leitura rápida e delicada. Não saberia mais descrever com detalhes o que Maria Alice nos contou; no entanto, a lição que ela ensinou sobre a forma como aprendeu a enfrentar a sua doença sempre me ocorre em situações semelhantes, quer aconteçam comigo ou com terceiros. Maria Alice diz ter compreendido, em seu processo, que, a par do nosso interesse em saber o "porquê" de uma doença, o mais importante é atribuir-lhe um "para quê".*

Esse processo que vivo com minha mãe trouxe um significado muito claro para essa questão colocada pela Maria Alice. Depois de ter passado boa parte do tempo indagando o que teria levado minha mãe ao estado em que se encontra, sem ter, obviamente, uma resposta objetiva, forjei, a meu modo, algumas interpretações. Penso no porquê como algo complexo, difuso, alheio à nossa vontade consciente. Já o mesmo não ocorre com o para quê. Este, sim, pode ser uma escolha consciente e possível. Um projeto a ser realizado. Você pode decidir sobre a destinação que quer dar a alguma coisa que você aprendeu. Você pode dar a ela algum significado próprio. Sendo sua propriedade, você tem uma margem de liberdade para usá-la como melhor lhe aprouver. Escrever para você, minha amiga, tornou-se para mim um "para quê" relativo a esse processo que estamos vivendo, por meio do qual posso partilhar com você um pouco do que aprendi ao lidar com a situação de demência de minha mãe.

Antes de me despedir, insisto: Fique tranquila para responder-me apenas no seu momento mais oportuno.

Até lá, desejando que tudo corra bem para você, deixo-lhe meu abraço.

Dorotea.

ÁLBUM DE RECORDAÇÕES

> *Em plena maturidade sinto em mim a menina assombrada com a beleza da chuva que chega sobre as árvores num jardim de muitas décadas atrás. Tudo aquilo é para sempre meu, ainda que as pessoas amadas partam, que a casa seja vendida, que eu já não seja aquela.*
>
> Lia Luft, *Perdas & ganhos*.

As questões colocadas por AD, sua insegurança diante da condução de seu processo, as dificuldades e dúvidas que mencionava, avivavam em mim sentimentos adormecidos e faziam-me refletir sobre a minha experiência, desvendando significados que me eram até então insuspeitados, instigando mais e mais minha curiosidade em compreender melhor coisas que até então me pareciam não terem importância.

Tempos depois, relendo nossas cartas, pude perceber que nutria um forte interesse pelo passado, como se nele fosse encontrar a chave para desvendar o mistério que vivia. Antecipo que isso nunca veio a acontecer. Não nego, porém, que algumas recordações tiveram o poder de conferir sentido aos impasses com que me deparara na condução e superação daquele difícil momento. Eu mesma me surpreendi com a importância que naquelas cartas atribuí a alguns episódios de minha infância e adolescência.

Através da complacência de um novo olhar para esse passado, reconheci o quão desmedida e desequilibrada fora a relação afetiva que se construira naquela ocasião entre mim e minha mãe. Marcado pela doença, nosso confronto recente mostrou-me que a trégua que obtivéramos pelo cômodo distanciamento na fase adulta de minha vida não fora suficiente para aparar as arestas que criáramos anteriormente. Percebi que o mal-estar provocado por nossa reaproximação fez aflorar de roldão queixas, ressentimentos e mágoas sigilosamente alimentados, forçando-nos a um indisfarçável acerto de contas em meio à luta contra esse inimigo desconhecido, poderoso e implacável que é o Mal de Alzheimer.

Sem querer aqui reproduzir, tal e qual, trechos de nossas cartas, nas quais se mesclam todo tipo de assunto, resolvi nelas pinçar alguns elementos mais significativos, lembranças de um passado aqui organizadas num álbum de recordações.

Sonho e realidade

Filha única, nasci quando minha mãe acabara de completar 24 anos. Havia se casado um ano antes, numa situação delicada, contrariando o desejo de minha avó. Consta que se casou apaixonada, mas logo percebeu que as coisas não correriam como as havia planejado. Embora não tenha condições de saber o que indispunha minha avó contra esse casamento, sei que a realidade se desenhou, rapidamente, segundo suas piores previsões. A menos de um ano de casada, minha mãe se encontrava com uma filha no colo, o marido temporariamente ausente de casa, e o sogro, já bem velho e esclerosado, tentando auxiliá-la nos cuidados com o bebê. E, por incrível que possa parecer, foi a meu avô que ela atribuiu o mérito de eu ter vencido algumas dificuldades que debilitavam minha saúde nos meus primeiros meses de vida. Três anos mais tarde, por ocasião de meu aniversário, vitimado por um derrame, vovô nos deixou.

Sempre ouvi minha mãe lamentar-se pelo que imaginava fosse, a minha, uma infância menos privilegiada que a sua. Ela fora criada num espaço amplo, ao lado de muitos irmãos e muitos amigos. Sempre falava com saudades do tempo em que estudava na escola primária e, com tristeza, contava não ter podido prosseguir nos estudos. Cresceu incentivando seus irmãos a estudarem e o mesmo fez comigo mais tarde. Era a mais velha de seis filhos e, ao que consta, o braço direito de meu avô em seu pequeno comércio. O trabalho que fazia era árduo e lhe deixava pouco tempo para outras atividades. Mesmo assim, o pouco que tentava fazer era rigidamente controlado e cerceado pelo meu avô. Desse modo, desde cedo, assumiu uma grande responsabilidade. Como costumava dizer, cresceu por detrás de um balcão de venda. Foi lá que conheceu meu pai, freguês da casa. Casou-se apaixonada, esperando uma grande mudança de vida. É inegável que isso tenha realmente ocorrido, porém, não exatamente na direção que ela havia imaginado.

Cresci em meio aos permanentes desentendimentos entre ela e meu pai. A lembrança que guardo de minha mãe nesse período é a de estar sempre trabalhando arduamente. Costurava para fora e mostrava-se constantemente muito nervosa e inconformada com a vida que levava. A impressão que tenho é a de que meus pais estavam sempre discutindo, parece que nunca se entendiam. Mas deviam ter também bons momentos, pois lembro até hoje da risada, aberta e fácil, de mamãe, nas reuniões de fim de semana em família.

De qualquer forma, a figura de mãe que tenho dessa fase é a de uma mulher vigorosa, impaciente e severa. Batalhadora. Talvez esta seja a palavra que melhor defina o modo de ser de minha mãe. Honesta, orgulhosa, ciosa de seus deveres e extremamente intransigente e controladora. Conduziu minha educação pelo exemplo, pelo olhar sério e ameaçador e pelo castigo, físico e moral. Hoje imagino que deu o melhor de si. Mas não foi assim que pensei na maior parte de minha vida. Sempre tive muito medo de minha mãe. Sabia o quanto ela podia se descontrolar. Cheguei mesmo a conceber a ideia de que ela não gostasse de mim. Hoje, depois de ter vivido sessenta anos ao seu lado, não me é difícil acreditar que minha mãe deva ter-me amado desde que nasci. Ela só não encontrou um jeito adequado de me fazer saber disso enquanto eu era pequena.

A ideia que faço sobre a forma como minha mãe orientou meu comportamento na infância é a de uma conduta pautada na obediência e fortemente norteada pelo medo. Sempre nervosa e trabalhando muito, ela não dispunha de tempo nem paciência para atender minhas constantes interferências. "Não fale comigo agora, você não vê que eu estou ocupada?" Realmente, reconheço hoje, seu trabalho de costureira exigia concentração, sobretudo quando estava cortando um tecido. O momento das provas também era crucial. Nem sempre as freguesas ficavam satisfeitas. Ou seja, o clima em casa era quase sempre tenso. Às vezes ela chorava de ódio, como dizia, inconformada com as mazelas de sua profissão. A imagem que tenho dela trabalhando é a de alguém sempre com pressa, impaciente, esbaforida, suada, arcada sobre a máquina de costura, queixando-se de dores nas costas. E a que tenho de mim é a de alguém que precisava ajudá-la, correndo a atendê-la tão logo ela gritasse pelo meu nome, tomando muito cuidado para não fazer algo que pudesse irritá-la. Quando as coisas não corriam como ela queria, ficava muito brava e me acusava de ter estragado seu dia. Acho que foi assim que aprendi que a felicidade de minha mãe dependia de mim.

Álbum de recordações

    Insegura quanto à precariedade material de nossa condição de vida, ela procurou exercer um forte controle sobre o que considerava que seriam perdas desnecessárias. Controlando o que eu comia, dentro e fora de casa, ela, por um lado, garantia que eu me alimentasse da melhor maneira possível com o que ela podia me oferecer e, por outro, procurava evitar que alguém pudesse me fazer comer algo com outras intenções que não simplesmente a de me agradar. Na rua eu nunca deveria lhe pedir que comprasse alguma coisa para mim, pois não tínhamos dinheiro sobrando. Isso nunca impediu, no entanto, que Papai Noel nos visitasse por ocasião do Natal. Para ser lembrada por ele me bastava escrever uma carta dizendo que havia sido obediente para minha mãe e estudado direitinho. Não deveria, contudo, sugerir o tipo de presente que eu queria, aceitando que ele o faria conforme sua disponibilidade.

    Mamãe proibia que eu falasse com estranhos na rua e controlava também com quem e como eu deveria brincar. Tinha seus receios. Preocupava-se com as amizades que eu poderia ter no lugar onde morávamos, muito diferente do que ela fora acostumada. Quando saíamos em visita aos meus primos – eu sempre primorosamente vestida, pois era ela quem costurava minha roupa –, mamãe recomendava que eu não deveria brincar de correr nem de agarrar. Quando meus vestidos rasgados me traíam, ela ficava muito brava e me advertia sobre a conversa que teríamos ao chegar em casa. Na cabeça de minha mãe deveria haver um modo certo de brincar com o qual eu não atinava muito bem, pois ela mesma, ao falar de sua infância, contava com orgulho sobre o moleque que fora e sobre as travessuras que aprontara. Por vezes dizia ter pena de mim por não ter as mesmas oportunidades, a mesma liberdade. Difícil entender. De qualquer modo, esse controle cerrado deve tê-la poupado de remendar alguns franzidos de cintura desmanchados nos delicados vestidos de organdi.

    A lembrança que tenho das proibições de mamãe e do modo como exercia sua autoridade me fazem ver como era difícil ser aquela menina obediente da qual ela tanto se orgulhava. Mesmo assim, ou talvez por isso mesmo, alguns pecados eu cometia. Ajudava minha prima a roubar leite condensado na despensa, mas não comia; ouvia-a contar piadas sujas, mas não as repetia. Se cometi muitos outros pecados, eu não sei. Talvez seu registro tenha sido também devidamente censurado. De um deles, porém, que sempre me rendia uns minutos a mais no confessionário, lembro-me perfeitamente: ludibriar a vigilância cerrada de minha mãe para poder ler tudo que me aparecesse pela frente. Talvez as restrições, nesse particular, fossem muitas: ler na cama antes de dormir, fazia mal para a vista; ler após as refeições, podia dar congestão; ler em meio ao trabalho doméstico, atrasava o serviço; ler fechada no banheiro, não sei exatamente qual era o mal que fazia. Revistas em quadrinhos, com exceção de um almanaque anual que ela mesma comprava, eram vetadas. Minha mãe achava que esse hábito me impediria, mais tarde, de ler livros, nos quais poderia aprender as coisas corretas da vida. Com exceção, é certo, de alguns que ela procurava cuidadosamente manter fora de meu alcance.

Nesse domínio, um episódio, ocorrido no início de minha adolescência, tornou-se exemplar. Minha mãe surpreendeu-me, em companhia de uma prima da mesma idade, lendo, às escondidas, um livrinho de propaganda comercial que ensinava o uso de absorventes higiênicos. A capa trazia uma menina-moça, com um vestido rodado, descendo uma escada de madeira, ao pé da qual, apoiado no espaldar, a esperava um rapaz, loiro, cabelos bem aparados, também vestido com elegância. A cena sugeria que estivessem de saída para um baile. Um verdadeiro encanto! Tão intenso que nem mesmo a reação disparatada de minha mãe, expondo-nos à curiosidade de toda a família, pode apagar.

Nessa ocasião já vivíamos sozinhas. A morte de meu pai, vitimado pela tuberculose, encerrara para minha mãe treze tumultuados anos de vida conjugal.

Mesmo ressentida pela carência de atenção e de afeto na relação com meu pai e incriminando sua conduta pela vida difícil que partilharam, minha mãe nunca deixou de enaltecer o grande amor que ele nutrira por mim desde o momento em que soube de minha existência. Contou-me que ao ter notícia da gravidez, ele intuiu que teria uma filha, cujo nome deveria ser o mesmo que tivera sua mãe, que falecera havia pouco tempo. Minha mãe, por seu lado, nas circunstâncias em que se encontrava, desesperou-se com a notícia de que esperava esse filho, levando a termo uma gravidez marcada por muita tristeza e amargura. Teve um parto muito difícil e, sem entender muito bem o que lhe acontecera, tornou-se vítima de um profundo remorso por supor que tudo isso pudesse ter influenciado negativamente minha forma um tanto triste de ser.

Apesar de todo o desencontro que marcou a vida de meus pais, amei meu pai intensamente e fui incondicionalmente amada por ele. Com seu modo atencioso e carinhoso, ele sempre me fez sentir o quanto gostava de mim. Ao seu lado sentia-me sempre muito feliz. Os mimos, o carinho, as pequenas atenções faziam parte do nosso cotidiano. Se houve maus momentos entre nós, deles eu não me lembro. Minha memória seletiva só me deixou motivos para alimentar, durante um longo período, uma saudade intensa e doída.

Hoje penso que meu pai e minha mãe se apresentaram para mim como as duas faces de um mesma moeda. De um lado o sonho, do outro a realidade. Na época me era mais importante e prazeroso o sonho, e foi esse que perdi quando meu pai partiu.

Autonomia e liberdade

Nossa vida, depois da morte de meu pai, continuou sendo muito difícil. Em alguns aspectos talvez até mais do que antes. Aos 36 anos, minha mãe, viúva, assumia, de fato e de direito, a total responsabilidade pela minha criação. Nunca desanimou ou lamentou-se pela falta de meu pai. Logo que se viu sozinha, fez um novo curso de corte e costura e, de posse do diploma, pôde abrir uma escola, que funcionou na sala da frente da nossa casa. Depois fez um curso de pesquisadora dactiloscópica na Escola de Polícia em São Paulo. Prestou concurso e foi trabalhar no antigo Departamento de Investigações. Saindo todos os dias para trabalhar fora, e livre de qualquer compromisso, a não ser para comigo, ela criou um novo estilo de vida. Este incluiu muitos amigos, namorados, festas e bailes. Seus amigos frequentavam assiduamente nossa casa que com sua presença se fazia mais animada. Sim, porque, quando a sós, passávamos boa parte do tempo brigando. Esse deve ter sido o período da real adolescência de minha mãe, muito mais agitada e divertida do que a minha, na mesma época. E, sem dúvida, melhor do que aquela que ela mesma teve quando tinha a minha idade e vivia sob o jugo de seus pais.

Para mim, no entanto, essa foi uma fase muito complicada. Eu, que crescera em meio às constantes brigas do casal, sempre me esquivando de ouvir o que diziam em suas discussões, ao perder meu pai me vi sozinha, frente a frente com minha mãe. Hoje me dou conta de quão contraditório passou a ser nosso modo de vida. Sim, porque, ao mesmo tempo que me tolhia, minha mãe, na sua ânsia por liberdade, criava para si novos hábitos de vida, nos quais eu nem sempre estava incluída. Nesse período nossos horizontes se desfocaram.

A adolescência deixou-me um pouco menos conformada e qualquer coisa passou a ser motivo para sérios desentendimentos. Eu chorava muito, lamentava a falta de meu pai, não conseguia entender as exigências e as ausências de minha mãe. Embora ela tivesse as melhores intenções a meu respeito, não tinha tempo a perder e, provavelmente, mesmo que o tivesse, talvez nem soubesse muito bem como poderia me ajudar. Na verdade, ao que me consta, ela nunca foi dada a introspecções. Sempre foi uma mulher de ações e de resultados. O tanto que exigia de si mesma, ela exigia dos outros e, principalmente, de mim.

Se por um lado sua nova forma de vida a fazia mais feliz e realizada, por outro ela se mantinha tensa e preocupada. Na minha opinião, minha mãe fez do palco de sua vida um campo de batalha no qual ela se mantinha sempre alerta e empenhada em vencer. A imagem que ela cultivou de si mesma, e pela qual era reconhecida pelos demais, foi a de uma perene lutadora, sempre vitoriosa. Esse desempenho, porém, exigia extrema vigilância e isso fazia com que ela se impacientasse com qualquer coisa que bloqueasse seu caminho. E eu, obviamente, com toda insegurança e carência que sentia, acabava sendo o estopim e o alvo de sua ira.

Lembro-me de uma única vez ter deixado minha mãe sem ação: perdi o controle e me pus a gritar sem parar. Não foi porém só ela quem se assustou. Eu também. Depois disso, nunca mais as coisas voltaram a ser como eram. Mudança essa que no meu ponto de vista, ao menos naquela época, se fez para melhor. Influenciada por uma leitura que fiz, sem maiores esclarecimentos e sem qualquer análise crítica, adotei uma nova postura, que hoje avalio como um tanto escapista, conformista e radical: decidi que não iria mais brigar com ela. Creio que minha mãe nunca conseguiu entender o que se passou. Só sei que perseverei no método aprendido e com isso nosso relacionamento mudou substancialmente. Sem cumplicidade, porém, sem brigas, mantive-me obediente a ela e fui explorando as oportunidades que me eram permitidas.

Os planos de minha mãe para minha vida sempre priorizaram a ideia de que eu deveria estudar o mais possível. Foi ela quem, sozinha, contrariando a vontade de meu pai, criou as condições para que eu pudesse prosseguir estudos depois de ter completado o curso primário. Foi ela também que não permitiu que eu fosse trabalhar fora de casa até completar o curso colegial e, ato contínuo, ingressar na faculdade. Aos 22 anos, já trabalhando como professora e quase formada num curso superior, eu me casava. Com minha saída de casa, minha mãe passou a viver sozinha, morando num pequeno apartamento que conseguíramos comprar enquanto eu ainda estava com ela. Desta feita, liberta do compromisso de cuidar de quem quer que fosse, suportada por um bom salário e movida por uma incessante energia para viver e aproveitar o que de bom a vida lhe pudesse oferecer, cultivou zelosamente sua independência e defendeu ferrenhamente sua liberdade.

Ciladas do destino

Quando meus filhos nasceram minha mãe estava no vigor dos seus cinquenta anos. Foi uma avó animadíssima. Nessa época ela aprendeu a dirigir, comprou um bom carro e nele andava com os netos para cima e para baixo. Ritmo que manteve mesmo depois de termos nos mudado para Campinas, em 1976. Nossa saída um tanto repentina de São Paulo deixou minha mãe muito magoada. Muitas e muitas vezes ela recordava esse episódio com ressentimento, achando que tudo deveria ter sido diferente. Apesar desse mal-estar, as coisas acabaram por se acomodar. Nossa adaptação à nova cidade e ao novo campo de trabalho demandou um esforço desmedido de nossa parte, reduzindo cada vez mais nosso tempo livre. No prazo de seis anos, moramos em seis casas diferentes. É desnecessário dizer que minha mãe se sentia um tanto desorientada diante de tudo que acontecia. Enquanto isso, as crianças foram deixando de ser crianças e minha mãe encontrou recursos para estar sempre ao nosso lado. O fato de estarmos morando em cidades distintas trouxe-nos outras oportunidades de convivência que nos deixaram boas recordações desse período, bruscamente tumultuado no ano de 1982, quando minha mãe sofreu um acidente e fraturou a cabeça do fêmur. Esse incidente limitou cabalmente suas atividades e ela se viu, de uma hora para outra, totalmente dependente de nossos cuidados.

Esse, sim, foi um período muito difícil para ela e para todos nós, tão mal ela lidou com essa situação. Estava então com 62 anos. Ativa que era, bem disposta, satisfeita com o que fazia, nunca mais se libertou totalmente das amarras ali engendradas. Sua recuperação foi lenta, complicada e muito sofrida. Seu maior sofrimento, no entanto, foi sentir-se presa, vítima de um golpe do destino, para o qual ela não estava preparada. Mesmo depois de ter voltado a andar livremente, depois de ter recuperado a capacidade de voltar a viver em sua casa, mesmo depois de ter refeito sua vida em novas bases, mesmo depois de experimentar os prazeres de poder viajar, cantar, fazer novos amigos, sempre se referiu a esse episódio com amargura. Ressentia-se por ter ficado deformada.

Minha mãe nunca aceitou o que lhe acontecera, nunca encontrou uma explicação para o fato de ter sido punida. Sim, porque seu modelo de análise não admitia um castigo sem culpa. Daí sentir-se injustiçada, tendo de pagar por algo que não cometera. Isso não significa, contudo, que ela tenha desistido de ser feliz. Nos anos que se seguiram ela se reorganizou e criou boas oportunidades para aproveitar o espaço que obteve com sua aposentadoria, antecipada por invalidez. Passou a frequentar mais assiduamente o clube de que era sócia, lá estudou italiano e descobriu a possibilidade de participar de um coral, no qual fez novas amizades e angariou simpatia e admiração. Logo mais integrou-se a outro coral, cujas apresentações constantes lhe renderam muitos passeios. Além disso, passou a fazer parte de um grupo de viagens com o qual conheceu várias regiões do Brasil. Na companhia de uma amiga, foi duas vezes à Europa, mantendo um ritmo invejável de atividades. Sempre que a encontrávamos, tinha mil coisas interessantes para contar. Ou seja, encontrou recursos para viver animada por um bom período de tempo. Contudo, nunca mais se interessou por manter um relacionamento amoroso, como o fizera até o momento do tal acidente. E, talvez pelos mesmos motivos, também não procurou atender algumas necessidades geradas pela sua nova condição física. Como ficara com uma perna ligeiramente mais curta, deveria compensar a diferença no salto do sapato. Não o fez, em parte por vaidade, em parte por ignorar as consequências que daí poderiam advir. A falta desses cuidados agravou problemas em sua coluna vertebral, já maltratada por longos anos no ofício de costureira e depois pelas pesadas gavetas de um arquivo dactiloscópico.

Com o passar do tempo, as dores tornaram-se mais constantes, tolhendo-lhe parte da liberdade e passando a exigir muito de sua atenção. Gradativamente, ela se tornou uma contumaz frequentadora dos consultórios médicos, onde procurava insistentemente uma cura para os males que via se agravarem cada vez mais. Percorreu vários especialistas dos mais variados setores da medicina. Como não se satisfazia com as respostas que encontrava num consultório, ia a outro e outro. Isso lhe rendia uma variedade de orientações e uma gama incrível de remédios para tomar. Sua agenda, se bem organizada, mostraria a inviabilidade de atender a todas as prescrições que recebia. Começou a se atolar no meio de tantas caixas e bulas e receitas, que lia minuciosamente, e que ia guardando com se fossem relíquias. Nossa influência, nossas observações, nossa ingerência em sua vida, nunca a demoveu de seus propósitos. Ela sabia que tinha algum mal e que um dia ele lhe seria revelado. Passou alguns anos tentando encontrá-lo e resistindo a qualquer argumento em contrário. Enquanto isso, sua casa foi sendo invadida por uma profusão cada vez maior de papéis de toda natureza. E ela, pertinazmente, foi se dedicando a pô-los em ordem, sem permitir ser ajudada nessa tarefa, e sem se dar conta da insanidade de seu projeto. Os últimos anos de sua vida em São Paulo foram consumidos, com poucas exceções, nessa faina sem tréguas entre seu apartamento e os consultórios médicos, de onde trazia as provisões materiais que a mantinham absorvida na tentativa inglória de organizar seu espaço a fim de poder voltar a viver. Essa necessidade compulsiva de arrumar suas coisas, objetivamente cada vez mais impraticável, foi tolhendo-a de sair e de receber amigos em sua casa e, assim, afastando-a do convívio social. O único espaço para onde fugia dessa sua realidade era nossa casa em Campinas, para onde ela vinha, cada vez com mais frequência, e de onde se demorava cada vez mais para voltar.

Questão de perspectiva

A descrição que fiz toma as dores como o fator determinante de uma conduta. No entanto, hoje sabemos, a questão era muito mais complexa. Não nos foi dado perceber, a não ser anos mais tarde, que minha mãe estava sendo perturbada por algo muito mais grave que um processo de dores intermitentes. Nunca suspeitamos, ao longo de todo esse tempo, que ela pudesse estar sofrendo de um desequilíbrio mental. Pelo que conhecíamos sobre sua forma de ser, acreditávamos tão-somente que ela não aceitava o peso dos anos e as limitações que estes lhe acarretavam. Percebíamos sua atitude de recolhimento e tentávamos entusiasmá-la para fazer coisas de que sempre gostara e que imaginávamos fosse ainda capaz de fazer. Só agora, depois que nos foi revelado o final da história, é que muito daquilo que se passou passa a fazer outro sentido.

É aqui que se encontra, a meu ver, o cerne da questão. É bem este o ponto que, suponho, possa fazer toda a diferença: o quadro de referência através do qual interpretamos o que está acontecendo e do qual extraímos os parâmetros com os quais traçamos nossa linha de conduta. Qualquer um há de convir que deve existir uma grande diferença no trato com uma pessoa supostamente saudável e uma reconhecidamente demenciada. Não solicitamos nem esperamos, em cada caso, que as pessoas se comportem da mesma forma. Enquanto não tivermos ciência de que a pessoa perdeu a capacidade mental para agir e reagir como de costume, nosso padrão de relacionamento para com ela se mantém.

Considerando que, acometida pela Doença de Alzheimer, a pessoa vai modificando seu comportamento, deixando de fazer as coisas que habitualmente fazia, perdendo o interesse, desanimando, a reação de quem está a seu lado é procurar reanimá-la, fazê-la sentir-se melhor. Sem que se dê conta, o cotidiano se povoa de exortações, de sugestões animadoras, de estímulos os mais variados. No fundo, de uma constante interferência na vontade do outro. "Por que você não volta a fazer isto? Por que deixou de fazer aquilo? E se você fizesse tal coisa? Lógico que você é capaz! Você sempre fez isso e nunca teve dificuldade! É só fazer do seu jeito". Procuramos fazer de tudo para tentar tirar a pessoa do marasmo em que ela se encontra. Sutilmente, sem que se perceba, o padrão de relacionamento vai sendo alterado. Salvaguardadas as melhores intenções, cria-se uma certa cobrança e, por que não dizer, uma certa desconfiança que só mais tarde vai se revelar uma dívida a fundo perdido. A revelação do motivo que desencadeou as mudanças de comportamento delineia um novo e aterrorizante quadro de referência. Desse momento em diante, tudo – passado, presente e futuro – fica diferente.

Este é para nós, que acompanhamos de perto alguém atingido pelo Alzheimer, um dado de suma importância: a certeza de que apenas a partir desse momento as coisas podem se tornar diferentes. Sim, porque antes, elas eram como sempre foram, do modo como nós as construímos e conhecíamos. Agora, por mais que nos inconformemos, deveremos estabelecer outro padrão de relacionamento, desta feita sem contar com a reciprocidade dessa *outra* pessoa que, num certo sentido, nos parece muito estranha. Essa aceitação é a única forma de escapar do ardil no qual são capturadas as famílias acometidas pelo Alzheimer: se soubessem, se tivessem feito isto, se não tivessem feito aquilo, se tivessem sido mais compreensivos, mais tolerantes, menos exigentes ou mais exigentes, se pudessem ter sido mais determinados, mais incisivos, menos condescendentes, e por aí afora. Diante da tragédia do outro, esquecemo-nos do quão procedente se mostrava a maior parte de nossas interferências, só agora percebidas como inadequadas. A revelação do novo quadro vale para justificar tanto o estranho comportamento de nosso familiar como nossas desajeitadas reações diante disso.

É inegável que o reconhecimento do problema como uma síndrome demencial provocada pelo Mal de Alzheimer muda a perspectiva que se tem para com a pessoa afetada. Em lugar de tentar convencê-la a proceder com coerência, insistindo em capacidades perdidas, melhor seria deixá-la mais à vontade, concentrando esforços no sentido de lidar com os recursos que lhe restam: esquecendo a pessoa que ela foi, deixando de considerar a pessoa que ela ainda poderia ser e aceitando, sem restrições, a pessoa estranha na qual ela vai se tornando. Trata-se, contudo, de um grande desafio, para qualquer familiar, conformar-se ao que considero o lado mais perverso do Alzheimer: o de privar o indivíduo de seu passado e negar a ele qualquer vislumbre de seu futuro.

Posso sentir, como se fosse hoje, o desconforto de me perceber nessa situação e não saber ainda como lidar com ela. Digo ainda porque, apesar do curso inexorável da doença, ou talvez até mesmo por conta de sua trajetória implacável, chega um momento em que deixamos de nos debater, aceitamos seus estreitos limites e adquirimos uma certa tranquilidade para dar conta, com maestria, dos problemas que surgem.

Tenho observado em cada história que ouço que, apesar de suas inegáveis peculiaridades, seu pano de fundo – com poucas variações – é praticamente o mesmo. Não apenas no que se refere aos aspectos inerentes à doença em si, mas também àqueles que se desencadeiam para a família do enfermo. Na minha opinião, quando alguém da nossa família entra num quadro de demência como esse, o impacto é tão forte e inesperado que durante um bom tempo se pode considerar que a família como um todo adoeceu. De um modo ou de outro, todos acabam sendo afligidos. Sempre há, no entanto, alguém que se envolve mais diretamente com o doente e sofre mais diretamente o desgaste que isso acarreta. Observo que, na maior parte dos casos, em nosso meio, essa pessoa é a mulher mais próxima dele nas relações familiares. Normalmente a esposa, uma filha, mas também pode ser uma nora, uma irmã, uma sobrinha, uma amiga. Raramente um homem, com exceção do marido, assume os cuidados pessoais requeridos pelo paciente. No meu caso, por exemplo, encontrei forte apoio no meu marido, que cuidou de muitos aspectos que eu, atordoada como estava, nem teria como resolver. Principalmente no setor legal e financeiro. Foi ele quem se dedicou a entender-se com minha mãe, tentando valer-se do que restava a ela de lucidez, de modo que preservasse seu patrimônio. Foi ele também que fez uma parte, que considero muito delicada: a de vasculhar com ela seus pertences, tentando separar o joio do trigo. Como minha mãe se mudou não só de casa, mas também de cidade, foi necessário enfrentar a dificuldade de precisar mexer em suas coisas e determinar o que seria feito com elas. Para mim tudo isso teve um peso enorme. Fazíamos por ela, ainda viva, aquilo que se faz com os familiares quando morrem. Situação que, a meu ver, é tão ou mais violenta do que enfrentar a dor da morte definitiva e consumada. A cada dia um sinal diferente acusava a inexorabilidade do processo de devastação de sua mente, de seu corpo, de sua personalidade. Minha mãe foi se transfigurando sob meus olhos, que se recusavam a acreditar no que viam. Os fatos se precipitaram de tal modo que não houve tempo para que eu me distanciasse um pouco, para entender o que se passava. Fui engolfada na onda de horror e tristeza que via estampada em seu rosto e isso provavelmente foi percebido por ela. Hoje, acredito que se eu tivesse reagido de outro modo, se tivesse logrado ser mais realista, mais objetiva, mais pragmática, mais madura, enfim, as coisas teriam sido muito mais fáceis para nós duas.

É por tudo isso que eu penso que, numa família atingida pelo Alzheimer, todos, cada qual a seu modo, adoecem. A tessitura das relações se desorganiza, todos passam a se preocupar em demasia não só com o familiar diretamente atingido, mas também uns com os outros e cada um consigo mesmo. "Será que ele vai aguentar? Será que eu vou aguentar? Como eu vou aguentar? Há algo que se possa fazer para minimizar essa dor? Será que eu também vou ficar assim?"

Obviamente, creio eu, nem todos reagem com intenso desespero. Deve haver pessoas mais preparadas emocionalmente para enfrentar situações como essa, ou até mesmo piores, sem tal desgaste. Infelizmente não foi isso o que aconteceu comigo. Em lugar de um equilíbrio estável, de um comportamento coerente, me vi oscilando à deriva, senti-me protagonista do bem e do mal, numa dicotomia interna difícil de compreender. Sofri em demasia, fiz sofrer, tentei proteger minha mãe, tentei me proteger e quase me perdi dela e de mim mesma.

Agora sei que as mesmas coisas poderiam ter sido encaradas de modo diferente, com mais leveza, com mais sabedoria. No meu caso, especificamente, talvez o ponto crucial fosse admitir que, por mais que tentasse, não poderia atender aos anseios de minha mãe doente enquanto fizesse meu o seu sofrimento, enquanto tomasse para mim a responsabilidade de impedir a sua dor, enquanto não admitisse a possibilidade de percorrer, sem culpa, caminhos que se fechavam definitivamente para ela.

Não sei o que se passou com ela, mas imagino que durante um bom tempo tentou se agarrar ao mundo que lhe escapava tomando-me como sua tábua de salvação. Eu, na mesma intenção, procurava resgatá-la, insistindo para que não se deixasse vencer, para que não desistisse de lutar. Hoje vejo que nenhuma de nós duas teve condições de perceber que as amarras que nos uniam precisavam ser desatadas, que nossos caminhos já não corriam em paralelo. Chegara o momento de deixá-la seguir essa trilha desconhecida, na qual se enveredara, e que a afastava cada vez mais do nosso convívio, mas eu não o reconhecia. Afinal, minha mãe estava viva, como admitir essa separação? Como aceitar as mudanças que nenhuma de nós queria? A luta insana contra a correnteza nos deixou cada vez mais exaustas e impotentes. Tenho certeza de que ambas nos sentimos derrotadas atribuindo, muitas vezes, uma à outra a responsabilidade pelo nosso fracasso.

Com o passar do tempo, porém, esses sentimentos mais fortes foram se atenuando e cedendo lugar a uma certa conformação. Convencida de que nada poderia ser feito para impedir a progressão da doença, comecei a admitir que nossa vida realmente tomara um rumo desconhecido e insuspeitado e que nossos papéis de mãe e filha, tais como eu os conhecera até então, já não faziam sentido nesse novo enredo.

Após mais um período com muitos percalços e dificuldades, no qual o agravamento do quadro nos parecia irrefreável, mamãe apresentou uma surpreendente melhora. Fortalecida, ela se alheou confortavelmente num mundo próprio, que a ninguém foi dado perscrutar, no qual permaneceu até o último dia de sua vida.

Buscando coincidências

O fato de haver confidenciado a AD tantas lembranças sobre episódios que marcaram minha vida com minha mãe me fez perceber com mais nitidez não propriamente a pessoa que ela deve ter sido, mas a figura de mulher e de mãe que ela representou para mim, delineada que foi, ao longo do tempo, através de meus muitos olhares.

Curiosamente, o que a princípio me pareceu que seria do interesse de AD conhecer, revelou-se algo muito mais dirigido a mim mesma. Na verdade, apesar de haver lido com interesse o que lhe contei e de reconhecer no relato que fiz uma oportunidade de criar uma imagem de quem teria sido minha mãe, AD confessou-me ter chegado a sentir uma certa decepção pelo fato de nele não encontrar paralelo entre a história de vida pregressa de sua mãe e a da minha.

Confesso que essa atitude de AD não me é estranha. Muitas vezes, ao conhecer novos casos de Alzheimer, eu mesma me surpreendo buscando coincidências. Quero saber como era aquela pessoa, como vivia, como se relacionava com os seus, se conservou os principais traços de sua personalidade ou se mudou muito. Fico curiosa em saber que idade tinha a pessoa quando manifestou os primeiros sintomas da doença, o que fazia na época, como reagiu, quem percebeu que ela estava doente, como se cuidou dela, quais as degenerações que apresentou, quanto tempo sobreviveu ao diagnóstico, se teve outros tipos de complicações de saúde, e tantas outras coisas mais.

Falei em curiosidade, mas sei que não é bem isso. Porque a curiosidade se satisfaz em saber o que acontece com o outro, e o que procuro é encontrar nisso alguma similaridade com aquilo que está acontecendo comigo. E quando isso efetivamente acontece, já não me sinto tão perdida. A experiência alheia pode ter valia para mim. Talvez nela eu vislumbre algo que esclareça minha própria história.

Mas voltando ao nosso caso em particular, sou obrigada a concordar com AD que, ao compararmos as histórias de vida de nossas mães, não poderíamos dizer que elas mostrem muitas semelhanças. Trata-se de duas mulheres, oriundas de uma mesma classe social, que tiveram em comum o fato de terem vivido na mesma cidade, no mesmo período, sujeitas, portanto, a praticamente as mesmas regras sociais, educadas para serem esposas e mães, tendo alimentado, em sua juventude, talvez, o mesmo sonho de realização pessoal: encontrar um bom companheiro e com ele constituir uma família feliz. Levadas por diferentes circunstâncias, acabaram, no entanto, vivendo a realidade em padrões bem diferentes. Uma aparentemente mais tranquila e realizada em seu papel de mãe e esposa; outra, desiludida e inconformada, assumindo desde logo responsabilidades que nem imaginara lhe seriam imputadas. Enquanto a principal ocupação da mãe de AD se estribava em seu lado essencialmente feminino – como esposa, mãe e dona de casa –, minha mãe, por seu lado, renunciou ao desejo de formar uma família numerosa e, mesmo tendo ficado viúva ainda muito jovem, não se rendeu mais à ilusão de uma feliz vida a dois. Lançou mão de seus melhores recursos e edificou, sozinha, as condições para o que considerava ser uma pessoa bem-sucedida. Hoje, transcorridos pouco mais de cinquenta anos de uma trajetória de vida tão diferenciada, um denominador comum, o Mal de Alzheimer, as torna, em muitos aspectos, tão parecidas. A ponto de ser possível imaginar, como o fez AD, se teriam tido em seu passado algo que justificasse o tipo de pessoa em que se transformaram, cada uma tão diferente do que foi ao longo de sua vida e tão semelhante entre si neste momento.

A comparação, no entanto, nos fez ver que esse presente tingido com as mesmas cores e o prognóstico de um futuro semelhante não se delinearam a partir de antecedentes de vida que tenham tido em comum algo de mais marcante. O mesmo se pode dizer de tantos outros casos que se conhecem. Tudo que se lê a respeito de vítimas do Mal de Alzheimer nos mostra que as pessoas acometidas por essa doença viveram padrões de vida os mais diferenciados, em todos os sentidos: intelectual, financeiro, moral, religioso, emocional, social. Não há um perfil delineado – e, pelo que tenho sabido, nem mesmo algumas tendências – para as pessoas acometidas por essa doença.

É óbvio que tudo isso eu afirmo como leiga no assunto. Leiga, porém um tanto experiente. Sei que o momento em que uma família luta com o Alzheimer é por demais opressivo. Não dá margem a uma incursão saudável pelo passado, nem encoraja a querer antever o futuro. No entanto, penso que, enquanto não se fizer uma luz que nos permita compreender as coisas de um modo mais racional, nós, que deparamos com a necessidade de conviver com o problema, seguimos tateando no escuro, buscando garimpar na experiência alheia algo que nos auxilie a lidar melhor com nossa própria situação.

Conhecer outras histórias de vida pode nos auxiliar no sentido de obter referências que nos levem a contornar com mais facilidade alguns obstáculos que emperram nosso caminho. Como uma leve brisa, uma história emprestada sempre pode alterar para melhor, nem que seja um mínimo, o rumo das coisas.

Da mesma forma, entendo que o conhecimento que temos da história pregressa de nossos próprios familiares nunca nos será útil no sentido de perceber o que os levou à doença, mas, certamente, nos possibilitará compreender com mais discernimento e complacência a forma como eles e nós próprios, na relação com eles, reagimos diante da situação.

Foi com esse espírito que, deixando de lado outras peculiaridades, conseguimos começar a falar sobre os aspectos mais diretamente relacionados com a doença.

A BERMUDA AZUL

A primeira coisa que se vai é o cuidado com a aparência, depois a lavagem das roupas, depois a própria vida. Mas não logo em seguida. A vida, ah, demora-se na ausência de roupa lavada, enquanto tudo retorna à infância, no fim. Não temos nenhum sinalizador, nenhum livro sobre esses últimos estágios de desenvolvimento, e nenhum ritual de conforto. No começo da jornada, um bebê possui uma dedicada mãe folheando inúmeros volumes... em busca de dicas e sugestões. Mas, na sétima idade da mulher, não há nenhuma mãe amorosa... ninguém designado para cuidar dela, nenhum livro. Fazemos essa viagem de volta inteiramente sós...

Érica Jong, *Medo dos cinquenta.*

A troca de confidências sobre nosso passado deve ter-nos encorajado, enfim, a falar sobre o que mais temíamos: a opressão que sentimos ao passar a viver sob o jugo da doença que acometeu nossas mães. Uma vez aberta a caixa de Pandora, vimo-nos engolfadas por uma avalanche de questões, algumas muito sérias, outras meras questiúnculas, mas todas ansiando pelo reconhecimento de sua importância e, quiçá, por alguma resposta confortadora.

O relato que se segue resulta de uma necessidade que se criou para mim, à medida que fui respondendo às inumeráveis perguntas que me fazia AD sobre como tinham sido as coisas no trato com minha mãe: a de registrar o que nos acontecera. Como nunca me ocorrera fazê-lo antes, para resgatar o ocorrido tive de contar com o recurso de minha memória e, por vezes, com a de outras pessoas que conosco haviam participado do processo. Notei, no entanto, que, apesar de vivamente impressionada por algumas passagens, eu, por vezes, tive dificuldade em estabelecer algumas relações sequenciais entre os fatos.

Diferentemente de outras que pontuam nossa existência, deixando uma marca aqui, outra ali, as situações vividas nos primeiros tempos em que estivemos face a face com o Alzheimer foram tão tumultuadas e inusitadas, e tão intensamente surpreendentes em suas transformações e exigências, que não houve como guardá-las ordenadamente na memória. A impressão que me dá é de que as coisas foram acontecendo e se acumulando umas sobre as outras, como roupas usadas largadas a esmo numa hora de pressa. As associações que se vão criando trazem as lembranças soltas, como se fossem entidades sem vínculos, sem história.

Na tentativa de refazer mentalmente a trajetória percorrida, percebo que os fatos não se apresentam mais de forma contínua e linear. Quanto mais penso a respeito do que ocorreu, não só como evocação, mas sobretudo para ganhar melhor compreensão, o que vou apreendendo e aprendendo faz com que as mesmas coisas pareçam, a cada vez, terem ocorrido de forma diferente. Como se fosse possível ter vários enredos diferentes, sem nunca faltar com a verdade.

O crivo da razão, no entanto, ao ponderar consequências, invalida certas supostas sequências e exige um referencial mais organizado. Intrigada e instigada por algumas dúvidas, fui, pouco a pouco, tentando reconstituir o quebra-cabeça, a partir das muitas peças que possuía. Para tanto, resolvi elaborar uma linha do tempo que me inspirasse certa segurança e me permitisse estabelecer algumas relações de causa e efeito mais confiáveis. Disso resultou um efeito menos caótico do que aquele que noto em nossa correspondência original.

Seja lá como for, qualquer que fosse a ordem estabelecida, o relato escrito pediria um começo. Escolhi para este o incidente sobre a bermuda azul.

A confidência

> *Você não deve mais deixar sua mãe usar aquela bermuda azul. Ela está velha e muito encardida. Outro dia quando ela chegou aqui e vi o estado em que se encontrava, fiquei muito preocupada. Mas, você sabe, eu não posso falar sobre isso com ela...*

As palavras foram ditas num tom preocupado, suave, quase sussurradas. Tratava-se de uma confidência. Na verdade uma inconfidência, a revelação de um segredo que, pelo visto, só eu, na família, ainda não sabia. Os parentes mais próximos percebiam que minha mãe vinha agindo estranhamente, que passara a fazer coisas esquisitas, inusitadas, algumas graves, dando mostras de descontrole e alheamento. Minha mãe estava ficando diferente: esquecida, irrequieta e um tanto inconsequente.

Dentre tudo que se disse, algumas palavras permaneciam, insistentes, em minha mente: "Você não deve mais deixar sua mãe usar..." Que efeito extraordinário, drástico, dramático, devastador, elas tiveram! Tão mansamente pronunciadas, como puderam se transformar em algo tão forte e contundente? Sem nada mudar em seu simples encadeamento, elas foram se destacando, se avolumando, se adensando, transmutando-se impiedosamente em incríveis e insuspeitados significados. Ecoadas à exaustão dentro de mim, ganharam consistência material, transformando-se numa poderosa corrente, na qual fui me enroscando e insidiosamente me aprisionando.

Se as crises precisam de um marco que defina o começo de sua existência, para mim o marco foi esse. Depois disso nunca mais minha vida voltou a ser a mesma. Esse episódio, aparentemente prosaico, alterou cabalmente a perspectiva com que sempre olhara para minha mãe. Custou-me entender o que estava acontecendo; no entanto, eu sabia, inequivocamente, que nada mais seria como havia sido até então.

Estranhezas

Entre o episódio da bermuda azul e o diagnóstico sugerindo o Mal de Alzheimer, transcorreu pouco mais de um ano.

Despertada pela observação sobre a roupa com que minha mãe se apresentou na casa da irmã, comecei a notar outras estranhezas naquilo que fazia. Nunca, porém, com a ideia de que mamãe estivesse doente, mas simplesmente que envelhecia. A impressão que tínhamos era a de que algumas características suas, até então diluídas no todo de sua personalidade, acentuavam-se. Tornava-se mais autoritária, mais econômica, mais controladora, mais exigente, mais desconfiada, mais impaciente, mais nervosa, mais crítica. Na intimidade, começou a perder o bom humor, mostrando-se muito preocupada consigo mesma. Em público, foi perdendo a polidez no trato com seus semelhantes, sobretudo na prestação de serviços. Valendo-se da prerrogativa de sua idade, queria sempre ser atendida de imediato, burlando a ordem, se necessário, para conseguir seus intentos. Quando saía de casa, já ia determinada a conseguir o que queria, como queria, nem que tivesse que brigar por isso. Tornou-se uma velhinha conhecida e atrevida. Muito comunicativa, sempre falando muito, onde ia conversava com as pessoas. Na nossa opinião, essa atenção que recebia de estranhos era um dos principais motivos que a mantinham em frenética atividade, sempre andando de lá para cá. Acabou perdendo a noção de adequação do que falar e a quem confidenciar seus problemas. Deixou de discernir em quem confiar e de quem desconfiar. Qualquer atenção, por menor que fosse, a sensibilizava. Tornou-se vulnerável ao elogio fácil e dissimulado. Ao mesmo tempo, qualquer observação que percebesse como crítica a exasperava. Tornou-se, reconhecidamente, uma pessoa de difícil trato.

  Uma leitura da situação como essa que acabo de fazer pode induzir a que se pergunte como, diante de tantas evidências, pudemos pensar que ela estivesse apenas envelhecendo e não ficando doente. Entretanto, essas cenas aqui reunidas se deram de modo esparso, no espaço e no tempo. Um incidente aqui, um descontrole ali, uma briga acolá, uma palavra rude com este, um desagravo com aquele. E por aí afora. Nós mesmos, os de parentesco mais próximo, só fomos saber de certas coisas, de modo que pudéssemos estabelecer relações entre elas e interpretá-las dentro do referencial da doença, recentemente. Isso, em grande parte, por teimosia minha, de tanto querer entender o que aconteceu conosco e por que dessa forma. No entanto, cada vez que tento equacionar a questão, percebo que a multiplicidade de aspectos que influenciaram o rumo que as coisas tomaram é quase inesgotável. Não é possível, em sã consciência, imaginar que em alguns momentos as coisas poderiam ter sido diferentes, quer para melhor, quer para pior. Sempre aparece algo que justifica isto não ter sido feito, aquilo não ter sido pensado, aquele outro não ter sido percebido, e assim por diante.

  Sem querer comparar dificuldades, posto que uma coisa é viver, outra é compreender o vivido, e outra, ainda, é falar a respeito, estou perfeitamente consciente de que, ao narrar certas coisas das quais me lembro, estou longe de poder apreendê-las no significado que tiveram para mim no momento em que aconteceram. Mesmo assim, apesar de esparsos e imprecisos, são esses fragmentos de memória – captados na ordem em que me ocorrem e articulados segundo a compreensão que tenho neste momento presente – que revelam a vaga percepção que eu tinha do que acontecia na época com minha mãe, percepção essa que, insisto, foi fortemente aguçada pela insólita aparência de uma bermuda surrada e encardida.

Sintomas velados

O final do ano de 1997, marcado pelo episódio da bermuda azul, foi um período de estranhamentos. O que poderia ter sido apenas uma distração, algo episódico condenado ao esquecimento, revelou-se apenas a ponta de um imenso iceberg.

O alerta sobre a bermuda deu-se exatamente no início de novembro, numa festa de aniversário em família, em São Paulo, à qual mamãe, como era de hábito, chegou por conta própria, tomando ônibus e metrô. No ano seguinte, na mesma data, mamãe já não reconheceu o cunhado aniversariante. Ao aproximar-se dele, com o presente de aniversário nas mãos, ela voltou-se para mim e visivelmente embaraçada me disse: "É este?" A cena patética, revivida por mim à exaustão, não me permite saber o que foi exatamente que senti naquele momento. Tudo se passou como se algo contundente houvesse atingido um ponto infinitamente profundo... dentro de mim.

Aquele, sem dúvida, foi um ano de grandes transformações.

Por força de circunstâncias especiais, tenho registradas muitas passagens do nosso cotidiano nesse período. Meu filho e minha nora estavam na França e nossa principal forma de comunicação foi a de e-mails. Datados que são, hoje me valem como *flashes* valiosos na reconstituição do que conosco se passava. As três primeiras mensagens que tenho registradas dizem muito sobre como andavam as coisas às vésperas de eu ser alertada de que algo mais sério poderia estar acontecendo com minha mãe. Foram escritas pouco antes do incidente sobre a bermuda.

9/10/97

A vovó está bem. Continua animada e cantarolante. Ficou muito feliz com seu telefonema. Ah! Falando nisso vocês já disseram a ela que vocês têm telefone? Eu esqueci desse assunto. Vejam aí como deverá ser feito. Eu não tomei a iniciativa, mas tenho receio que ela acabe sabendo por terceiros, aí vai ficar chato, né?

Quando bem-humorada, mamãe tinha o hábito de atender ao telefone cantando. Nesse dia 9, talvez ela estivesse especialmente feliz com o telefonema do neto, que se encontrava na França. Ela sempre teve por ele um grande apego. Essa viagem, por um ano, representou para ela um longo afastamento, difícil de suportar. Aliás, mamãe nunca lidou bem com o fato de ter de se afastar de alguém de quem gostasse. Foi assim quando me casei, foi assim quando saí de São Paulo, foi assim nas várias viagens que fiz, foi assim quando a neta decidiu morar a 800 quilômetros de casa. Bastava ela saber que uma viagem estava prestes a acontecer, era tomada por uma profunda angústia, como se algo de muito ruim fosse ocorrer. Acho que ela não suportava imaginar a dor que sentiria se perdesse algum de nós. De certo modo teve sorte, pois isso nunca lhe aconteceu.

Mamãe sempre fez questão de saber tudo o que se passava, de bom e de ruim, em primeira mão. Se ficasse sabendo de algo por fontes secundárias não escondia sua decepção. E não havia explicação que a convencesse de que não fora esquecida, de que se tratava de algo corriqueiro, sem muita importância, de que ela era apenas uma dentre várias pessoas envolvidas com a questão do momento, ou mesmo de que não queríamos causar-lhe algum aborrecimento desnecessário. Nenhuma explicação a convencia de que não havia sido desconsiderada. Assim, para evitar desgastes, a melhor atitude era contar-lhe tudo o que acontecia o mais depressa possível. Desse modo ela se mantinha sempre na ordem do dia.

Essa foi a preocupação que me levou ao comentário com meu filho sobre o número de seu telefone na França. Se para ela isso seria tão importante, por que, afinal, não havíamos ainda dito a ela que o neto já tinha em casa um telefone? Por que retardar a possibilidade de que ela, por conta própria, ligasse para ele quando bem lhe aprouvesse? Apesar de banal, havia uma razão para nossa hesitação: poderíamos dizer que se tratava de mera questão financeira. Algo nos mostrava que mamãe não estava tendo muito clara a noção do custo de telefonemas internacionais. De posse do número, ela poderia passar a ligar com grande frequência, como era de seu hábito, e isso iria encarecer por demais seus gastos com telefone. Sem ter claro se ela entenderia os motivos dessa restrição, hesitávamos em fornecer-lhe o número que, uma vez conhecido, poderia trazer-nos um pequeno problema, sem suspeitarmos, na ocasião, o quão pequeno ele seria.

20/10/97

Já saiu resultado da tomografia que sua avó fez de toda a coluna: está tudo ok! Hoje ela está em Sorocaba verificando o problema dos olhos.

As duas informações constantes desse e-mail são aparentemente corriqueiras. A primeira, positiva: um exame de coluna que revela ausência de problemas. A segunda apenas indicando uma consulta ao oftalmologista. Nada que pudesse ser motivo de preocupação naquele momento.

Duas semanas depois as mensagens revelam que as alusões não eram assim tão banais.

4/11/97

> *A vovó está legal. Ainda não se convenceu que não dá para operar (qualquer coisa que seja). Faz seus planos. Um dia chega lá. Ela recebeu postal de vocês e adorou. Leu tudo para mim. (Sem lente de aumento.)*

Esta, sim, é uma mensagem carregada de significados. Desta feita escrevi não apenas sobre o que acontecia com ela, mas também como eu interpretava o que lhe acontecia. Mesmo sem conhecer o contexto é possível perceber que a ironia do comentário sugere algo subentendido. Do que se tratava?

Como nos foi possível perceber mais tarde, os dois episódios mencionados no dia vinte de outubro não se constituíam fatos isolados. Eram tão-somente parte de uma incessante busca que minha mãe encetara na tentativa de saber o que de anormal ocorria com ela.

Surpreendentemente, ela, que se mantivera sempre ocupada com coisas interessantes e dinâmicas, tornara-se uma pessoa cuja principal ocupação passara a ser frequentar consultórios médicos. Só que essa sua conduta, em lugar de nos preocupar como sinal de alguma gravidade, era por nós interpretada como mais uma de suas idiossincrasias. Isso, em parte, por conhecermos seu temperamento de estar sempre às voltas com alguma coisa que a mantivesse fora de casa, em contato com outras pessoas e, em parte, pelos próprios resultados que obtinha nos exames aos quais se submetia. A avaliação dos médicos que consultava era sempre a mais otimista. Tudo indicava que ela estivesse muito bem de saúde. Com exceção dos problemas de desgaste ósseo que lhe rendiam algumas dores ora aqui, ora ali, nunca algum problema digno de maiores atenções foi verificado. Não obstante, ela não desistia de prosseguir em sua busca. Ocupava seu tempo com consultas e mais consultas.

Essa sua prática, um tanto exagerada, era facilitada por um convênio de saúde que lhe garantia acesso ao médico que ela quisesse. A cada consulta se renovava para ela a esperança de que o médico descobrisse, finalmente, a causa do mal-estar que sentia. Quando o resultado de um exame acusava um quadro de normalidade, ela se frustrava. Mas logo partia em busca de um novo parecer ou tentava resolver um outro tipo de problema. A escolha do especialista ela fazia por conta própria e também por indicação dos próprios médicos que consultava.

 Na época, morando em outra cidade, embora soubesse desse seu hábito, eu nunca poderia imaginar o que realmente estava ocorrendo. Coisa que só vim a saber passado um bom tempo, depois de haver atravessado a pior fase de sua doença, e de havê-la internado na clínica. Nessa ocasião, mais motivada do que nunca a entender o que se passara conosco, comecei a verificar seus pertences, que estavam comigo desde que ela se mudara para minha casa, mas que eu nunca tivera coragem de vasculhar. Fiquei abismada com a quantidade e diversidade dos exames que ela havia guardado, a maior parte deles relativa a ortopedia. Diria que todo seu corpo fora repetitivamente radiografado: pés, coxas, quadris, coluna (cervical, torácica, lombossacral), ombros, cabeça, face. Parecia-me tanta coisa que resolvi verificar com mais cuidado. Constatei que entre 1993 e 1999 ela se submetera a um total de 74 exames radiológicos: três nos anos de 1993 e 1994; seis em 1995; onze em 1996; vinte e sete em 1997; dezenove em 1998 e oito em 1999. No decorrer do ano de 1997, o mais crítico, além das mencionadas radiografias, ela se submetera a uma ressonância magnética, duas tomografias computadorizadas e uma ultrassonografia. Ainda referente ao mesmo ano, encontrei: um eletroencefalograma, uma escanometria e uma mamografia. Isso tudo sem contar com a possibilidade de, no caso de alguma prova haver se perdido, esse montante estar contabilizado para menos. É óbvio que alguma coisa estava errada! Ou melhor, que algumas coisas estavam erradas! Sobretudo quando se verifica que nunca algum problema mais grave foi diagnosticado por esses exames todos.

 Reconheço que minha mãe tinha direito a requerer um diagnóstico. Contudo, está claro que já não tinha o discernimento de como fazê-lo. Mediante tais considerações, não posso deixar de questionar e criticar a orientação médica que fez com que ela fosse submetida a tantos e repetitivos exames radiológicos em tão curto espaço de tempo! Quem, num convênio, se responsabiliza pela adequação do tratamento oferecido às reais necessidades do paciente?

 Quando verifico que mamãe podia ir livremente para cá e para lá solicitando consultas e mais consultas, sendo que muitas delas ocorriam num mesmo local, fico pensando se não caberia ao sistema de atendimento, ciente do montante de exames solicitados, informar tal situação a algum familiar próximo. Afinal, quem mais tinha condições de saber que havia certo despropósito na demanda que ela fazia era o convênio que a servia. Pela recorrência com que fez algumas consultas, sua ficha, ao ser examinada pelo mesmo médico, poderia ter causado neste alguma estranheza. No entanto, nunca fui alertada sobre isso. Não fora a malfadada bermuda azul, nem sei quanto tempo eu levaria achando que tudo o que ela nos dizia que fazia se justificava plenamente.

Não obstante, considero que, do ponto de vista de algum observador externo, o controle da situação em que minha mãe se encontrava poderia ser imputado à família, vale dizer, à minha pessoa. Fico me perguntando por que eu só vim a tomar conhecimento disso tudo depois de o leite ter sido derramado? Como a toda culpa cabe uma desculpa, diria que, em primeiro lugar, eu não morava com ela. Só sabia das coisas que ela fazia quando ela me contava. Em segundo lugar, porque ela não me contava tudo que fazia. Em terceiro lugar, porque, mesmo sabendo que ela fazia algumas consultas médicas, jamais poderia supor que fossem tantas!

É certo que percebíamos que seu comportamento havia mudado. Frequentar consultórios médicos passara a ser praticamente a única de suas ocupações fora de casa. Na época, sem condições de perceber o exagero, acreditávamos que esse hábito que criara passara a ser a forma privilegiada que ela encontrara de preencher o tempo e angariar a atenção das pessoas, posto que sempre alimentava suas conversas com esse tipo de assunto. Nesse sentido a modalidade ortopedia me parece ser uma das mais apropriadas. Raramente a atenção que um paciente recebe se esgota na consulta feita ou mesmo na avaliação do exame realizado. Conforme o caso, o paciente é encaminhado para sessões de fisioterapia, espaço privilegiado para troca de experiências e, na cumplicidade, para a formação de alguns vínculos pessoais. Sem contar que a necessidade desses cuidados reitera a importância da doença. Assim, entre a marcação de consulta e a alta propriamente dita, um longo tempo decorre no qual a pessoa se sente justificadamente ocupada.

Falo tudo isso por experiência própria, posto que passei os últimos dez anos de minha vida numa resignada peregrinação pelas clínicas de ortopedia, tentando me livrar de dores aqui e ali, suspeitando de que pudessem ser somatizações de males da mente, mas sendo obrigada a me render às limitações físicas que elas me causavam. Enquanto isso, com muito tempo para pensar, sob um forno, ou atada a saquinhos de gelo, fui tentando admitir outras causas menos prosaicas que um choque brusco ou algum esforço desmedido levantando algum peso. Só que para isso contei com o privilégio de ter o contraexemplo de minha mãe e ser vinte e cinco anos mais nova do que ela.

Seja lá como for, o fato é que a ortopedia era, de longe, a especialidade a que ela mais recorria, seguida pela oftalmologia. Neste caso, o especialista de sua confiança não pertencia ao convênio médico que a assistia. Mas havia também a neurologia, a ginecologia, a reumatologia, a cardiologia. Nunca, porém, um geriatra, um psiquiatra, nem mesmo um psicólogo. Creio que minha mãe, por formação e preconceito, enquanto cuidou de si, jamais admitiu que estivesse envelhecendo e, muito menos, que pudesse ter algum distúrbio que sugerisse insanidade mental. Ironicamente, foi ela mesma quem, pela primeira vez, sugeriu algo nesse sentido. Mas isso foi bem mais adiante, e fica para depois.

O que importa é que sua conduta, até mesmo pelo descabido, faz ver que durante um bom tempo ela se viu às voltas com algo que só ela sentia e que não sabia como fazer perceber aos demais. Lamentavelmente, os caminhos que escolheu não foram os melhores para que as pessoas a quem recorria, médicos e familiares, lhe dessem crédito, uma vez que todos os resultados que obtinha reforçavam a tese de que nada de anormal ocorria com ela, apenas problemas comuns a pessoas de sua idade.

Talvez ela pressentisse que era chegada a hora de render-se diante das limitações que sentia e reconhecer que ela, que sempre vivera sozinha e disso tanto se orgulhara, começava a necessitar de cuidados de outras pessoas. Talvez ela começasse a sentir insegurança, medo ou, quem sabe mesmo, o peso da solidão!

Hoje vejo que tudo isso seria possível, e até mesmo provável, não, porém, o essencial.

Ignorando os reais motivos que a preocupavam, nem de longe se poderia imaginar que o que ela sentia fosse algo tão fora de controle que jamais viesse a ser revertido. A nossa esperança era a de que com algumas mudanças em seu modo de vida, logo ela se adaptaria e voltaria a ser a Zulina de sempre.

No entanto, estávamos equivocados. Nada havia que pudesse ser feito, quer por ela, quer por mim ou por quem quer que fosse. Infelizmente, a questão não dizia respeito a um problema que pudesse ser percebido e resolvido. Na verdade, tratava-se de algo muito grave e complexo: ela estava acometida por uma doença deletéria, progressiva, de difícil diagnóstico e sem chances de recuperação.

Com o conhecimento que tenho hoje, estou certa de que minha mãe realmente sentia muitas dores, de que sofria muito com isso e de que deve ter sofrido muito mais pelo fato de não ter encontrado nas pessoas que a cercavam o discernimento necessário para, em lugar de presumirem que dependeria dela, mais uma vez, reagir e reverter o rumo das coisas, perceberem o que realmente estava acontecendo com ela.

Embora reconheça que exista um grande distanciamento entre o que eu penso que tenha acontecido com minha mãe e o que lhe aconteceu de fato; mesmo que perceba quão insignificante, diante da enormidade de aspectos, é aquilo que eu pude captar a respeito do que lhe aconteceu; ainda que possa estar redondamente equivocada nas interpretações que faço, essas são as condições que tenho para falar sobre isso. Mesmo que me empolgue e assevere convicções, sei que meu olhar está comprometido e que tudo não passa de uma forma particular de perceber os fatos e de intuir-lhes a essência.

É dentro desses limites que me proponho a tecer as considerações que se seguem.

Intercorrências

Quando minha mãe começou a envelhecer, logo deixou claro que não iria aceitar de bom grado as desvantagens de estar ficando velha e nem mesmo iria sofrer em silêncio a dor que isso lhe causava. Minha mãe nunca fora uma pessoa resignada, não se poderia esperar que ela o fosse naquela ocasião, quando suas condições de vida se lhe tornavam, naturalmente, mais adversas.

Todas as pessoas, e mais especialmente as que se aproximam da idade senil, sabem de antemão que o processo fisiológico do envelhecimento resulta em modificações corporais desvantajosas. Algumas perdas, mesmo que não sejam bruscas, são nitidamente perceptíveis: a pele resseca e se pigmenta, perde a elasticidade, causando certo desconforto e adquire um aspecto opaco e enrugado, áspero ao tato; as articulações se desgastam, dificultando os movimentos; os músculos perdem seu tônus e vigor, impedindo algumas atividades até então corriqueiras; em maior ou menor grau perde-se a acuidade auditiva, visual e olfativa; o paladar deixa de ser tão acurado; a voz se modifica e até pelo telefone é reconhecida como senil. Por mais recursos que a moderna tecnologia nos ofereça para disfarçar este ou aquele sintoma, sabemos que o processo é implacável, não temos

A bermuda azul

o poder de detê-lo ou revertê-lo. Aqueles que superaram os obstáculos que poderiam ter-lhes abreviado a vida em etapa anterior encontram o desafio de se tornarem pessoas envelhecidas e de tomar consciência de que sua morte se avizinha. São poucos os que lidam bem com isso e, certamente, minha mãe não se incluía entre eles.

Acostumados que estávamos ao seu caráter sempre irrequieto e intransigente, tomamos sua inquietação e irritabilidade como uma forma de expressar seu descontentamento e inconformismo com o envelhecimento e com sua impotência para desviar o curso das transformações pelas quais passava. A nós parecia que não queria ceder às pressões e adaptar-se às novas perspectivas de vida que para ela se vislumbravam.

Sem suspeitar de uma doença mental e sem constatar qualquer gravidade no plano de sua saúde física, tudo concorria para que acreditássemos que ela passava por uma crise existencial que seria superada tão logo ela se adaptasse às contingências de ter de abdicar de boa parte e da parte boa de sua liberdade.

Nosso papel, nos parecia, constituía-se em acolhê-la e criar novas condições nas quais ela pudesse viver os anos de vida que lhe restassem numa situação confortável e digna. Diante de sua indiferença ou resistência, procurávamos aconselhá-la e exortá-la a aceitar novos caminhos, uma vez que, por força das circunstâncias, tantos outros se fechavam. Sem qualquer experiência anterior e envolvidos na situação até a raiz dos cabelos, fomos percebendo que, apesar de todos os esforços, quase nunca tínhamos bons resultados.

Hoje tudo se torna compreensível. O entrave não estava na forma de lidar com os problemas, mas na sua essência propriamente dita. Ironicamente, minha mãe, até então tão batalhadora, encontrara um adversário imbatível. Sofria de uma doença de cujo nome nunca antes ouvíramos falar: o Mal de Alzheimer. Sim, porque apesar de óbvio, cada coisa que se conhece nesta vida tem uma primeira vez. Na época, o Alzheimer ainda não ocupara o espaço que tem hoje na mídia. E, apesar de se tratar de uma doença já de há muito conhecida, identificada no ano de 1906, no seio de minha família, numerosa nas duas gerações que me precederam, nunca se mencionou esse tipo de diagnóstico, muito embora tivesse havido alguns casos de envelhecimento semelhantes aos de minha mãe. Assim, tudo concorreu para que, suportados por um referencial ao qual faltava o dado principal, víssemos tudo o que lhe acontecia de forma enviesada, sofrendo muito e fazendo sofrer.

Enfrentar o Alzheimer é incrivelmente doloroso, mas estou certa de que reconhecê-lo depois da luta perdida pode ser terrivelmente pior.

Impertinências

O tom com que escrevi os dois últimos e-mails me faz ver que, às vésperas do problema com a bermuda azul, aparentemente, as coisas que aconteciam com minha mãe não nos causavam grandes preocupações. É certo que ela tinha lá suas manias, como essa de ir a médicos com frequência, mas a forma como entendíamos o que se passava não parecia requerer maiores cuidados. Depois do incidente, porém, com a tal bermuda as coisas se alteraram um pouco, como se pode perceber pelo e-mail datado de 25/11/97:

25/11/97

Já melhorei mais ainda da coluna, mesmo depois das oito horas ininterruptas de faxina que eu e a Ana fizemos na casa da vovó. Dormimos lá. Ou melhor, tentamos. As formigas que haviam na cama não nos deixaram em paz. Aí não teve jeito. Pegamos pesado. Deixamos o apartamento limpo e sua avó contente. Agora resta convencê-la de que é necessário manter a limpeza.

Ela está bem. Diz que vai voltar ao médico pra saber se já pode operar a vista. Acho que o problema dela é no ouvido que não ouve o que o médico lhe diz. Sei lá. Deixa rolar.

Ah! Ela está fazendo planos para ir visitá-los. Eu ando pensando como será. Acho melhor pensar mais tarde, quando chegar mais perto.

A forma como escrevi mostra que eu não estava nem um pouco satisfeita com o rumo que as coisas estavam tomando. Apesar de aliviada com a solução que havíamos encontrado nesse momento, eu sabia que limpar o apartamento para ela não poderia se transformar em prática corriqueira. Por vários motivos. Em primeiro lugar, porque fisicamente eu já não tinha condições de fazer serviço tão pesado. Além disso, não era assim que eu gostaria de passar o tempo em que ia visitá-la. Ou seja, assumir essa tarefa de limpeza do apartamento de minha mãe era algo fora de cogitação. No entanto, conhecendo-a bem, eu pressentia que, mesmo que eu me propusesse a pagar a faxineira, ela dificilmente iria aceitar uma nova solução.

Infelizmente, estava certa na avaliação que fazia. Sem que nos tivéssemos dado conta, minha mãe já de algum tempo não mais permitia a entrada de alguém estranho para limpar seu apartamento.

Com o passar do tempo, porém, ou, mais exatamente, cinco meses depois, descobrimos que ela tinha outros motivos até então por nós insuspeitados para fazê-lo. Antes disso, no entanto, lidávamos apenas com aquilo que conhecíamos. E isso era pouco para me deixar conformada com sua impertinência.

De qualquer forma essa nova obrigação me levou a frequentar mais a sua casa e me fez tomar ciência de coisas que jamais poderia suspeitar caso não precisasse mexer em seus pertences. Algo que chamou minha atenção foi a quantidade de papéis que minha mãe havia guardado por todos os lados e, sobretudo, sua ansiedade em impedir que mexêssemos neles, tirando-os da sua ordem ou mesmo jogando alguma coisa fora. Também me parecia um tanto descabido seu nervosismo quando, em meio ao caos que ela mesma criara, não conseguia lembrar onde havia colocado alguns deles. A princípio isso me pareceu um tanto estranho, mas não me causou muita preocupação. Gradativamente, porém, suas reações diante de algumas situações começaram a se mostrar um tanto exageradas. Hoje não saberia mais dizer com exatidão como se deu a evolução desse seu comportamento; só sei que o que a princípio me parecia apenas esteticamente feio, logo se mostrou ser caso de maior gravidade. Mais tarde fiquei sabendo que esse já era um comportamento derivado da confusão mental sintomática da doença.

Quem diria que uma simples bermuda fosse capaz de deflagrar um processo com tantos e insuspeitados desdobramentos! E mais, a tal bermuda ainda se manteve por um bom tempo na ordem do dia. Diria que ela se tornou o símbolo da resistência de nossa luta inglória. De um lado eu, querendo tirá-la de cena; de outro, minha mãe, defendendo seu direito de usá-la como, onde e quando bem lhe aprouvesse. Vale dizer, imunda, em qualquer lugar que fosse e sempre que saísse. Minhas investidas para tentar demover minha mãe de usar a tal peça nunca tiveram sucesso. Incapaz de alguma atitude mais radical que pudesse ofendê-la, usei de várias artimanhas: discursos de convencimento; críticas veladas; críticas abertas; barganha por uma outra, nova, lindíssima e extremamente confortável; nada surtiu efeito. Ela insistia em não tirar aquela bermuda do corpo. Até o dia em que minha filha encontrou uma saída honrosa, se bem que paliativa. Antes que minha mãe se vestisse, ela tomou, deliberada e corajosamente, a bermuda da avó emprestada, com a desculpa de que não tinha trazido roupa adequada para fazer a faxina no apartamento. Ao terminar o serviço, distraiu-se e entrou no chuveiro com bermuda e tudo! Como se pode ver, até uma velha bermuda, encarada com bom humor, pode render bons e inesquecíveis momentos afetivos.

Distúrbios de percepção

28/11/97

A vovó me disse que enviou carta pra vocês ontem. Só que ela não tem noção do tempo que leva pra chegar aí. Acho que vocês não devem se preocupar com isso. Quando ela disse que enviara a carta ontem e que vocês não haviam telefonado eu lhe disse que ia demorar para chegar, que ela não ficasse esperando resposta em breve. Aí ela disse: "Mas, será que é tão longe assim?" Ou seja, sua noção de tempo e espaço parece estar um pouco alterada. Mas no geral ela parece estar legal.

Andei conversando com a minha dermatologista cuja avó é velhinha e ela me falou sobre algumas experiências que vem tendo. Se ela conhecesse a vovó diria que era dela que estava falando. Parece que esse é um quadro bem comum na velhice. Vocês que se cuidem: vovó Dorô vem aí!

Essa mensagem mostra claramente duas coisas: a primeira é que minha mãe já começava a dar mostras de alguma alteração na percepção de fenômenos relacionados a espaço e tempo; a segunda é que eu encarava isso como uma decorrência normal do processo de envelhecimento. Hoje posso pensar de modo muito diferente sobre isso. Pessoas idosas que conheço, que se encontram no perfeito domínio de sua capacidade intelectual, têm perfeita noção de que a França fica muito longe do Brasil e que o serviço de correio requer tempo hábil para fazer com que uma correspondência enviada daqui chegue a tão distante destino. Ou seja, hoje me parece que ambas, cada qual a seu modo, apresentávamos distúrbios de percepção.

A viagem: primeiros ensaios

Passadas as festas de fim de ano, que sempre nos ocupam com uma série de tarefas fora da rotina, ao entrar o mês de janeiro, um e-mail, datado do dia 13, fez ver que o espírito de Natal já se havia dissipado de todo.

13/1/98

Sua avó está bem. Pretende ir aí, e eu pretendo demovê--la da ideia de ir. Seu tio nos alertou sobre os riscos de viajar na idade dela. Qualquer coisa que ocorra será muito complicado de resolver. Ela (vale dizer, nós) teríamos de viajar em primeira classe, pois a outra seria por demais cansativa para sua perna. Além disso deveríamos pagar um seguro total de saúde que na idade dela é bem caro, ou seja, financeiramente é inviável. Outra coisa é que ela não consegue andar por certo tempo seguido, consequentemente não poderia sair andando por aí. Conversei com o médico e ele desaconselhou totalmente a viagem. Considerou que como vocês logo estarão de volta o mais prudente é não arriscar. Eu, vocês já devem estar imaginando, fiquei muito preocupada com a ideia de dizer não a ela, mas agora estou convencida que é minha obrigação dizer esse não. Só deverei verificar como melhor fazê-lo. Esta semana iremos ao geriatra, depois ao oftalmologista, depois eu resolvo. Ela continua se queixando da perna e se preparando para ser operada. Ou seja, sua avó está bem. Ou, pelo menos, não está diferente do que estava antes. Bem, diante do exposto, peço sua colaboração no sentido de não entusiasmá-la com a ideia de viajar. Se possível dizer de inconvenientes, como o frio etc. Se é que há et cetera. A ideia é a de não alimentar mais expectativas, como até então eu vinha fazendo, com o coração, sem pesar a razão. Deus me ajude!

Desde que meu filho marcara seu estágio de um ano na França, iniciáramos planos de fazer uma viagem por lá. Os fatos novos, envolvendo minha mãe, foram, no entanto, gerando certa insegurança e nos deixando um tanto cautelosos quanto a realizar uma viagem de tal porte. As restrições fizeram com que nosso entusiasmo arrefecesse. Deixamos, deliberadamente, de comentar o assunto, esperando por uma melhor definição. Tudo que acontecia era posto na balança, cujo fiel pendia para o cancelamento da viagem. No entanto, se dúvidas havia, eram só nossas, porque minha mãe não hesitou, por um segundo sequer, em seu propósito de viajar. Ao mesmo tempo que ela falava em operar, falava em fazer a viagem, como se as duas coisas fossem perfeitamente compatíveis. E eu clamando por coerência! O enredo, muito malconduzido, virou uma novela, com cenas de suspense, covardia, arrojo e, na opinião de minha mãe, até mesmo de traição.

Afinal, minha mãe poderia ou não ser levada à França em visita ao neto? A argumentação racional dizia que ela não deveria ir, enquanto o lado afetivo sugeria que sim. Talvez eu fosse mais fiel à verdade se dissesse que todas as pessoas menos eu diziam que não, e eu, num tremendo drama de consciência, não conseguia me convencer sobre qual seria a decisão mais acertada. Na verdade, mais acertada para quem, já que eram tantos os envolvidos?

Mesmo que me convencesse de que mamãe não deveria viajar, não saberia dizer isso a ela. Minha angústia era tanta que pensei em desistir da viagem. A contradição entre o que ela queria e suas condições para fazê-lo me deixavam atordoada. Não entendia como ela se propunha a cruzar o oceano, se percorrer dez quilômetros de carro lhe parecia tão demorado! E as dores nas pernas, que não lhe permitiam percorrer comigo as lojas do shopping? Desapareceriam se o percurso se fizesse na França?

Hoje tudo me parece tão simples! Minha mãe já não estabelecia relações de causa e efeito. Para ela, seu desejo de ver o neto, sentimento forte e legítimo, nada tinha a ver com suas dores e com sua ansiedade. E eu, sem me dar conta dessa sua nova limitação, esperava que ela fosse coerente, que entendesse a nossa situação e me liberasse para viajar com meu marido. Como se não bastasse, gostaria de contar, como sempre, com seu beneplácito. Ou seja, eu queria dela o que até então sempre tivera: compreensão e apoio.

Desconfiança

14/1/98

Hoje consegui acertar consulta para levar sua avó ao geriatra.

Já temos outra marcada com o oftalmologista. Desta feita irei com ela para saber como é essa situação da operação.

20/1/98

Hoje telefonei para o oftalmologista da vovó. Ele me disse que a catarata dela, numa escala de zero a dez, é três, ou seja menos do que média. Só que ela tem outro problema no fundo do olho. Se operar a catarata pode causar uma descompressão no olho e corre o risco de perder a visão. A catarata, no fundo, está sendo benéfica. Pedi a ele que durante a consulta explicasse tudo isso para ela de modo que a convencesse de que não há muito a fazer, a não ser entender da melhor maneira possível o que está acontecendo, e se adaptar à situação. Depois de eu ter falado com ele, ela ligou para mim e perguntou por que eu quis o número de seu telefone. Disse-lhe que falara com o médico e contei o que ele me havia dito. Ela não gostou. Sentiu-se traída. Ou seja, se correr o bicho pega, se ficar o bicho come. A sorte que temos é que ela confia muito nele e, ao que parece, trata-se de uma pessoa coerente e cordata. Depois eu conto o desfecho.

Levar minha mãe ao seu oftalmologista de confiança, em outra cidade, foi uma grande empreitada. Ela foi visivelmente contrariada. Durante a consulta ofereceu certa resistência em dar as respostas pedidas. Parecia encontrar dificuldade, porém não me ficou claro de que tipo de dificuldade se tratava.

Enquanto o médico nos dava seu diagnóstico, mamãe se manteve calada, como se não estivesse interessada no que se passava. Algo, porém, aconteceu que chamou nossa atenção. Num dado momento, ela fez uma observação um tanto desconcertante, dando a entender que seu médico e eu queríamos enganá-la. Sinceramente? A impressão que eu tinha era a de ter levado uma criança birrenta ao doutor. De qualquer forma, ao sairmos de lá eu me sentia aliviada: minha mãe não deveria operar a vista! Para uma segunda opinião, ele nos recomendou outro especialista, em Campinas, e nos alertou para o risco de encontrarmos alguém menos prudente que recomendasse a operação, pondo em risco a pouca visão que ainda restava a minha mãe.

Retornamos cansados, mas tranquilos. Quero dizer, meu marido e eu. Porque mamãe voltou visivelmente aborrecida. Qual não foi minha surpresa, poucos dias depois, ao saber, pela minha empregada, dos comentários que ela havia feito sobre a tal consulta! Contou-lhe minha mãe que, em represália ao fato de termos ido ao oftalmologista com ela, ela se mantivera de boca fechada, recusando-se a colaborar no exame.

Atitudes como essa me confundiam e, num certo sentido, me decepcionavam. Afinal, não era tão simples assim, estar o tempo todo correndo atrás disto e daquilo para, no final, saber que por pura teimosia ela comprometia todo nosso empenho! Talvez, se nos tivesse sido possível perceber desde o início quais eram os fantasmas que a atormentavam, as coisas poderiam ter tomado um rumo muito diferente e mais favorável. Mas é exatamente por não ter sido esse o desenrolar da história, que aqui estou eu tentando lançar uma luz que ilumine esse obscuro período.

Médicos e medicamentos

11/2/98

A vovó tem dor na perna.
A vovó fez os exames.
Amanhã irei ao geriatra com a vovó.
Um dia a vovó virá morar aqui.
A vovó é uma velhinha briguenta.
Eu tenho medo da vovó.

Ainda no final do mês de janeiro, decidi que minha mãe deveria encontrar um médico que analisasse sua situação de saúde como um todo, de modo que os demais especialistas só fossem consultados em caso de alguma necessidade mais pontual. Por indicação de uma pessoa de minha confiança, escolhi um determinado geriatra. Antes de chegar lá com mamãe no dia agendado para a consulta, tomei a liberdade de enviar-lhe uma carta, na qual eu explicava alguns motivos que nos levavam a consultá-lo. Procurei traduzir com fidelidade os principais problemas que tínhamos naquele momento e como eu me sentia perante o que acontecia. Justifiquei o fato de ter tomado a liberdade de escrever-lhe por não saber se entraria com ela no consultório e, mesmo que o fizesse, sabia que teria dificuldade de dizer-lhe, na presença de mamãe, certas coisas que estavam ocorrendo com ela.

Dessa primeira consulta ao geriatra não me lembro tão bem como daquela que havíamos feito ao oftalmologista. Sei que voltamos para casa com a prescrição de três remédios e a incumbência de realizar alguns exames, dentre eles uma tomografia cerebral.

Sem sombra de dúvida, a nova orientação inaugurava uma fase totalmente nova em nosso relacionamento. O principal vilão, sobre o qual recaíam todas as iras, era o controle dos remédios. Sim, porque de nada adiantaria termos uma excelente prescrição medicamentosa se minha mãe não conseguisse tomar os remédios certos, na hora certa. Como ela não tinha condições de organizar adequadamente um roteiro e depois segui-lo fielmente, alguém deveria assisti-la na administração dos medicamentos. Acontece que, além de morar sozinha, o que dificultava o procedimento, ela se ofendia se desconfiasse que estava sendo supervisionada.

Sem passar por uma circunstância semelhante, é difícil imaginar o sem-número de situações embaraçosas que essa questão pode criar. Mas reconheço que a tarefa era por demais complicada, até mesmo para alguém no perfeito controle de suas capacidades mentais. Ocorre que minha mãe não tinha apenas que tomar os remédios administrados pelo geriatra. Ela tinha outras recomendações. Para os olhos, por exemplo, ela tomava três diferentes medicamentos, alternados nos dias da semana, e em momentos diferentes do dia. Para as dores eram outros, pois cada médico que consultava receitava-lhe alguma coisa que ela ia sempre acrescentando ao rol dos já existentes. Passei horas e horas de meu tempo elaborando tabelas e mais outras tantas horas tentando explicar à minha mãe como segui-las. Obviamente os resultados que obtinha ficavam muito aquém do sofrível. Ela esquecia, atrapalhava-se, confundia-se. Como eu sabia que alguma coisa não dera certo? Pelo controle que tinha do número de comprimidos. Diante da constatação de alguma falha, eu a questionava, da maneira mais branda possível, o que não me era difícil. No entanto, ela se sentia cobrada, negava o erro e se irritava comigo. Aí, eu procurava mostrar a ela pela contagem dos comprimidos restantes que algo não tinha sido feito corretamente. Depois de lutar algum tempo em vão, eu também acabava me impacientando, mas nunca desistia de tentar fazê-la entender. Hoje, está fácil perceber a asneira que eu cometia. Por mais que ela se esforçasse, jamais conseguiria dominar a questão. Sem esquecer que, morando em cidades distintas, eu também a cobrava por telefone: "Mãe, você lembrou de tomar seus remédios?" Ao que sempre ela respondia afirmativamente, ora cordialmente, ora no auge de alguma irritação. Numa dessas vezes ela deu um longo, potentíssimo e inesquecível grito comigo: "Doroteiiiiiiinha!". Tudo isso me desgostava e assustava muito. Eu chorava, me ressentia, me atormentava, e nunca sabia o que fazer. Para agravar mais as coisas, a cada nova consulta, a alteração da medicação exigia que nova tabela fosse feita. Até aí tudo bem, eu já ficara craque, o problema é que ela não me deixava eliminar a tabela antiga. Se com uma era difícil, com duas, três ou quatro era definitivamente impossível!

Aconselhamento psicológico

No mês de março iniciamos uma psicoterapia conjunta, por sugestão do geriatra. Achei a ideia magnífica! Por vários motivos. O primeiro deles é que minha experiência pessoal com análise muitas vezes me rendera bons resultados. Eu acho que uma pessoa preparada para ouvir e captar o que consideramos serem nossos problemas pode efetivamente nos mostrar com certa objetividade como são nossos padrões de comportamento, o que eles significam, como foram construídos e como modificá-los para obter uma melhor qualidade de vida. Em segundo lugar, minha mãe sempre mostrou ser uma pessoa ressentida, sempre atribuiu a outros a responsabilidade por seus infortúnios, sempre mostrou desconfiança de que pudesse estar sendo realmente amada, sempre esteve presa a situações do passado, deixando transparecer uma certa amargura quando se referia a entes queridos. Sem sombra de dúvida, mais recentemente, esses sentimentos negativos estavam se intensificando e ela estava se tornando cada vez mais pesada. Se era contra os seus que ela se digladiava, por que não buscar apoio em alguém que, além de ouvi-la com isenção de ânimo, poderia ajudá-la a compreender seu modo de ser? Eu mesma, que talvez fosse a pessoa da família mais próxima dela, pouco poderia fazer nesse sentido. Por um lado, por não ter a mínima competência para tal; por outro, porque, mesmo que tivesse, não deveria ser eu a fazê-lo; e, finalmente, por estar envolvida em sua vida e, como tal, também incluída no rol de alguns desafetos. Ou seja, a sugestão de um aconselhamento veio ao encontro de algo pelo qual eu sempre ansiara. E o fato de a princípio irmos juntas me parecia perfeito. Finalmente alguém poderia nos ouvir e, quem sabe, nos ajudar a encontrar um caminho para recuperar uma parte do equilíbrio nas nossas relações.

  As sessões não foram muitas. Minha mãe desistiu logo. O que não era de estranhar, afinal não fora ela quem escolhera esse caminho. A bem da verdade, se alguém ali tinha problemas, esse alguém era eu. Eu é que estava insegura sobre o que fazer com ela. Quanto a ela, parecia saber exatamente o que queria e como fazer para consegui-lo. Prosseguia inabalável na sua rota e, a meu ver, saboreava pequenas vitórias. Ou, digamos, era isso o que eu pensava diante de certas situações que ela criava.

  Mamãe estava tendo algumas atitudes que me deixavam muito preocupada. Por morarmos em cidades distintas, meu contato com ela se fazia por telefone. Na época, apenas o fixo. Às vezes ela saía sem me dizer aonde ia e ficava horas fora de meu alcance. Isso me preocupava. Como se não bastasse, acontecia de ela voltar e não ligar para mim ou, pior ainda, não atender minhas chamadas. Invariavelmente nesses casos minha ansiedade ia crescendo, até que acabava telefonando para uma vizinha dela e ficava sabendo que lá estava ela, tranquila. Melhor assim. Só que às vezes suas desculpas me soavam a chantagem emocional, do tipo ela está se preocupando comigo. Inquirida pela psicóloga sobre tais atitudes mamãe respondeu, "Não, não é tanto assim!", deixando claro que eu talvez exagerasse em minha preocupação. Talvez ela tivesse razão. Eu vivia sobressaltada em relação ao que poderia estar acontecendo com ela.

Para estar tranquila eu precisava sabê-la bem, em segurança. Alimentava a pretensão de ter a situação sempre sob controle.

Outra situação que gravei bem foi uma resposta que ela nos deu a respeito de uma observação sobre o quanto nos eram estranhas algumas coisas que ela dizia: "Vocês estão estranhando porque agora eu digo tudo que penso." A impressão que isso me passou foi a de que ela tomara consciência do quanto se reprimira para viver bem com este e aquele e, de repente, descobriu que poderia se mostrar como realmente era. Doa a quem doer. Não acostumada com isso, eu estava chocada. Eu a via como se ela tivesse se instalado sozinha atrás de uma trincheira, fora da qual todos eram inimigos.

A terceira foi terrível! Teve um efeito fulminante. Aconteceu poucos dias depois do seguinte e-mail:

25/2/98

Como vai a vovó? Vivendo uma vida muito difícil. Dores, dores e mais dores. Irritação, ressentimento, inconformismo. Ainda perde as coisas. Às vezes perde também a paciência. Estou tentando entender, mas é difícil. Às vezes eu a surpreendo falseando a realidade, aí eu já não sei quando a coisa é ou não é. Só sei que ela está bem velhinha, miudinha e brabinha. Tenho certeza que nesta tese minha nota não será dez com distinção e louvor. Falta muito a aprender, os assuntos são sempre novos.

Olha, a coisa da viagem está tão estranha por aqui que eu nem tenho coragem de falar muito. Na Quarta-Feira de Cinzas a vovó vai ter o resultado de uma tomografia da perna. Aí, as coisas deverão ficar esclarecidas. Saindo o resultado eu vou saber o que vai acontecer, se ela opera ou se não opera e, em função disso, tomaremos uma decisão definitiva.

Esse desabafo com meu filho deixa muito claro como as coisas estavam naquele momento. Sem sombra de dúvida a questão da viagem me pressionava. A decisão já não podia mais ser adiada. Todos ao meu redor queriam que eu fosse. Hoje, pondo-me em seu lugar, eu imagino que eles percebessem melhor do que eu o que realmente estava acontecendo. Viam-me totalmente desarvorada e precisando de um tempo para me recompor, até mesmo para poder continuar cuidando de minha mãe, se bem que ninguém ainda soubesse o que estaria por vir. Mas tudo indicava que teríamos um longo caminho de dificuldades pela frente.

Eu, no entanto, não conseguia sair do dilema. Esse adiamento transformava-se num pesadelo do qual não conseguia despertar. Já me convencera de que levar minha mãe seria uma grande imprudência, mas, se eu resolvesse ir, haveria um momento no qual deveria dizer isso a ela. E isso eu simplesmente não tinha coragem de fazer. Ela nunca iria me perdoar. Nem eu.

Foi nesse clima de urgência que se deu nossa última consulta à psicoterapeuta. Nesse dia já sabíamos o resultado da tomografia: a prótese que minha mãe tinha na perna continuava intacta! Eu tinha carta branca. Poderia viajar. Só faltava descobrir como dizer isso a ela. A psicóloga talvez pudesse ajudar nesse sentido, encaminhando o assunto na nossa reunião. Eu, é óbvio, estava visivelmente ansiosa. De repente, no meio do nada, minha mãe faz uma triunfante declaração: "Vou operar os pés!" Digo triunfante, porque percebi em seu rosto um sorriso vitorioso, de quem sabia que havia vencido uma longa contenda. Finalmente, alguém resolvera operá-la! E não se tratava mais da perna, nem do olho, nem da coluna: ela iria operar os pés! Pés que até então não tinham entrado na história.

Era só ter um pouco de lucidez, que eu no momento não tive, para perceber que minha mãe estava blefando. De onde ela teria tirado essa ideia? Não tive, contudo, a capacidade de perceber a não ser o que ela literalmente dissera: "Vou operar os pés!" E, ato contínuo, considerar o que isso implicava para mim: não viajar! Não faço a menor ideia do que ali se disse depois disso. Minha mente girava em torno da bombástica declaração. Saí do consultório derrocada. Meu abatimento refletiu-se na expressão com que meu marido, que nos esperava na rua, me perguntou o que havia acontecido. Quando eu lhe disse do que se tratava, sua primeira reação foi de absoluto descrédito. Não quanto à declaração em si, mas quanto ao que isso significava. Acho que só eu levava ao pé da letra o que minha mãe dizia. Nunca eu imaginara que ela pudesse estar fantasiando ou, quiçá, blefando. De qualquer modo, a atitude tranquila de meu marido me fez reagir. A primeira coisa ajuizada que me veio à mente, antes ainda de entrar no carro, foi: "Se é o pé que ela vai operar, então não se trata de nada urgente, que não possa esperar eu voltar de viagem." Foi exatamente nesse momento que me convenci que queria e que deveria viajar.

Passado o susto, recomposta, podendo raciocinar com mais clareza, decidi que iria, eu mesma, conversar com o médico ortopedista. Lá fiquei sabendo que a história da operação dos pés era um pouco mais amena do que aquela que nos contara minha mãe. Disse-me o médico que diante das queixas de minha mãe sobre dores nos pés e da intenção de operá-

-los, ele recomendou a ela que consultasse um especialista em pés, de sua confiança. No entanto, esse profissional, segundo ele, por estar em viagem naquele período, só poderia atendê-la quando voltasse. Essa perspectiva acendeu em minha mãe a chama da esperança de concretizar o sonho de ser operada e, ato contínuo, comunicar, de uma forma um tanto irrealista, sua versão da história à família. Versão essa, obviamente, retocada com as cores de seu desejo.

    Analisando o fato dentro do referencial que possuíamos na época, o que poderia ter feito com que minha mãe fantasiasse a história da operação era a necessidade que tinha de receber mais e mais atenções de nossa parte, sobretudo de mim. Uma operação implicaria cuidados especiais, zelo, dedicação mais intensa, aconchego e tudo aquilo que uma pessoa reconhecidamente doente e carente necessita para se recuperar. Justificaria, enfim, os cuidados que, imagino, ela gostaria de receber, numa intensidade e frequência maior do que aquela que se dá às pessoas que são consideradas capazes de cuidar de si próprias. Foi assim enquanto eu era criança. Minha experiência ao adoecer sempre foi muito gratificante do ponto de vista afetivo. Ficar doente representava merecer atenções extraordinárias por parte de minha mãe, e isso me recompensava muito. Talvez, agora, minha mãe estivesse fazendo uso desse mesmo recurso. Ou pode ser que estivesse enganada e se tratasse de algo de que eu mal suspeitasse a razão de ser.

A viagem: o cair do pano

    Ao saber que a tal operação era apenas uma fantasia criada por minha mãe, tomei coragem e comuniquei-lhe que eu e meu marido iríamos à França visitar nosso filho. É óbvio que não o fiz assim de uma forma tão simples. Na verdade, não creio que a alguém seja possível complicar tanto uma situação como eu o fiz daquela feita. Como de hábito em situações que eu sabia iriam contrariar minha mãe, eu estava terrivelmente ansiosa e preocupada com a reação que ela teria ao saber que não iria viajar conosco. Mas nem de longe eu poderia ter imaginado como as coisas realmente ocorreriam. Minha imaginação não chegou nem perto da reação intempestiva que ela teve. Primeiro ela se mostrou visivelmente alegre com a notícia, pois se imaginou incluída. Ao entender que não iria, mostrou-se terrivelmente indignada e inconformada. Passou a repetir, sucessivamente, alto e em bom som, sem se deter: "Eu vou! Eu vou! Eu vou! Eu vou! ...." "Mas, mãe...," interpelava eu, tentando explicar-lhe, da forma mais sincera e racional possível, por que ela não deveria ir. Arrolei toda uma argumentação com base em seu comportamento recente, nas dificuldades de locomoção que ela vinha apresentando, nas suas queixas contínuas de dores pelo corpo, no desgaste que uma viagem como essa acarretaria, nas condições impróprias de ter de ficar sentada por muitas horas com prejuízo para sua perna que doía todos os dias, no frio que contribuiria para aumentar seu sofrimento, na dificuldade que teria se precisasse de atendimento médico de emergência; ou seja, tentei mostrar-lhe que naquele momento ela não se encontrava em condições de enfrentar uma viagem como aquela. Obviamente, eu me restringi às suas limitações físicas, deixando de lado sua instabilidade emocional e as dificuldades que vinha apresentando no relacionamento com terceiros. Invoquei a orientação do médico, que desaconselhara uma viagem desse porte e também a proximidade da volta do neto, dentro de poucos meses. Certamente ela nem me ouvia. Apenas limitava-se a repetir seguidamente, a tudo respondendo com a mesma entonação forte: "Eu vou! Eu vou! Eu vou! Eu vou! ..."

Confesso que a veemência com que ela afirmava que iria, mesmo que sozinha, deixou-me preocupada com essa possibilidade, na qual ninguém acreditava, a não ser eu mesma. Imaginava minha mãe chegando ao aeroporto e embarcando como qualquer outro cidadão, sem causar suspeita de que pudesse ter alguma limitação. Afinal, dinheiro ela tinha e – imaginava eu – se quisesse, mesmo, seria capaz de providenciar o que mais fosse necessário. Experiência não lhe faltava. É óbvio que eu estava superestimando sua capacidade naquele momento, mas o temor impedia-me de ver minha mãe como alguém incapacitada, a não ser fisicamente. No entanto, apesar de toda revolta, mesmo desgostosa e inconformada, ela ficou no Brasil.

Estabelecido que iríamos, tomamos todas as providências para deixar minha mãe com uma boa retaguarda. Minha filha prontificou-se a me substituir em algumas atenções. Contei também com o apoio de duas irmãs de minha mãe, que moravam em São Paulo. A psicóloga que nos atendia, residente no mesmo bairro, comprometeu-se a estar atenta a minha mãe durante minha ausência e algumas vizinhas, amigas de longa data, mostraram-se dispostas a controlar o movimento de minha mãe. Ou seja, formou-se uma rede através da qual, se alguém percebesse algo extraordinário, entraria em contato com os parentes mais próximos.

Apesar de todas as providências, de todos os preparativos, da posse das passagens, de tudo preparado, antes de embarcar, eu mesma não acreditava que conseguiria ir. Naquele momento eu dizia que só acreditaria na viagem no momento em que o avião decolasse. Nesse clima, os preparativos para a saída foram extremamente desgastantes. Se ainda esperava contar com um pouco de compreensão por parte de minha mãe, estava redondamente enganada: ela foi irredutível, sabia muito bem o que estava perdendo e não se conformou com nossa atitude. Desse pecado ela nunca me perdoou. Quantas vezes, meu filho já no Brasil, ela, sem mais esta ou aquela, no meio de uma conversa qualquer, referia-se ao que considerava ter sido minha traição: "Ela disse que iria viajar comigo e foi com ele."

Problemas à parte, o resultado da viagem para mim foi bom, em vários sentidos. Primeiro porque me afastou durante um tempo da situação. Apesar de tudo, rever meu filho e minha nora, ser recebida com todo carinho, sair totalmente da rotina, conhecer lugares novos, estar envolvida apenas com situações prazerosas, comer e dormir bem, só poderiam dar bom resultado. Em questão de dez dias minhas alergias começaram a desaparecer e eu já conseguia me fixar no momento presente. Só não consegui dominar minha fobia por lugares fechados, nem mesmo tratando-se de uma magnífica cave que meu filho queria tanto que eu conhecesse. Mantive contato frequente com minha filha e ela sempre me tranquilizava, dizendo que tudo corria bem. Quando retornei, fiquei sabendo que algumas coisas não tinham corrido tão bem assim. Entendi que chegara o momento de agir com mais firmeza e determinação, mesmo que de alguma forma eu tivesse que contrariar a vontade expressa de minha mãe, caso isso se fizesse necessário.

O golpe

Ao voltar, ainda no aeroporto, ao sabor do encantamento da viagem, do riso fácil, da alegria do reencontro, uma notícia contundente: minha mãe havia sido vitimada por estelionatários! Perdera uma boa quantia em dinheiro e continuava a ser assediada por estranhos.

Quem nos contava tudo era minha filha e uma irmã de mamãe que haviam ido nos buscar no aeroporto. Minha mãe, contrariando o que era seu costume, ficara em casa. Quando a encontrei, vi que ela estava bem, fisicamente íntegra, mas me pareceu um tanto ressentida e ressabiada.

A história do golpe, numa versão mais sintética, escrita a partir de informações colhidas aqui e ali, é a seguinte: duas mulheres simpáticas, gentis, sorridentes e animadas conseguiram, sem muita dificuldade, fazer uma visita para minha mãe. Na ocasião lhe prometeram fama e dinheiro. Levando consigo uma cópia de um documento de mamãe do tempo em que estudara na Academia de Polícia do Estado de São Paulo, disseram a ela que, em vista de sua carreira exemplar, o Estado por reconhecimento ao mérito, propunha-se a recompensá-la com uma alta soma em dinheiro. E não só isso: várias pessoas participariam dessa homenagem. Para recebê-las, em seu próprio apartamento, mamãe deveria preparar um bolo e ficar bem vestida, pois seria fotografada, saindo depois numa revista. No entanto, para que tudo se realizasse, uma última condição se fazia necessária: um depósito bancário no valor aproximado de 3 mil reais. Iludida, minha mãe aceitou todas as condições e, em troca de um recibo falso, deu-lhes a quantia solicitada. Ou sei lá qual quantia, uma vez que o fez em dinheiro vivo, que guardava em seu apartamento, provavelmente pego sob as vistas das *caridosas* senhoras.

Essa foi a gota d'água. Foi o sinal que eu tanto esperava para dar uma guinada na situação e colocar minha mãe sob nossa tutela. Face ao incidente, pudemos dizer-lhe coisas que antes não sabíamos como dizer: que ela estava fragilizada, que não podia continuar sozinha, que naquele momento sua integridade física estava ameaçada. Afinal, as pessoas haviam estado dentro de sua casa e poderiam voltar. Sabiam que ela morava sozinha, que guardava dinheiro consigo, que não tinha como se defender. Aproveitando o calor da situação, convencemo-la de que, ao menos naquele momento, seria temeroso que ela ficasse sozinha. Foi muito difícil, mas ela acabou aquiescendo. Vasculhou seu apartamento em busca do dinheiro que mantinha escondido. Recolheu boa soma, cerca de 12 mil reais, que teoricamente não deveriam estar em suas mãos. A duras penas permitiu que voltássemos a depositar esse dinheiro em sua conta bancária. Custou para que ela se convencesse de que havia sido ludibriada. A inexistência do banco mencionado, a falsidade da pessoa que assinara, a reafirmação do golpe ao fazer o boletim de ocorrência, nada disso foi suficiente para derrubar suas defesas. Havia tempo ela alimentava a ilusão de que um dia ganharia muito dinheiro e não podia capitular diante de tal engodo. Ela se defendeu como pôde. Rebateu todos os nossos argumentos. Nunca chegou a admitir que nós tínhamos razão em querer protegê-la, que havia corrido um grande risco, que fora realmente lograda. Mas acredito que esse episódio deve tê-la feito sofrer muito. Teria ela compreendido o que realmente ocorrera?

O caso teve uma grande repercussão no seio da família e da vizinhança. Creio que todos estavam atentos a qual seria minha reação. Estou certa de que a decisão de levá-la definitivamente comigo tranquilizou muita gente que se preocupava com os riscos que se sabia que ela vinha correndo.

Por que eu não fizera isso antes? Por que levei tanto tempo para tomar a atitude mais óbvia, mais indicada, mais racional, mais segura? Por que permiti que durante tanto tempo ela estivesse exposta a tantos riscos? Risco de se perder, risco de ser assaltada na rua, risco de ter sua casa invadida e outros tantos que talvez nem mesmo agora me ocorram. Se só dependia de mim, por que esperei tanto? Talvez nessa pergunta esteja parte da resposta. Talvez porque isso não dependesse só de mim. Também dependia dela e ela queria e não queria. O que isso significaria para ela? Como se sentiria ao sair de sua casa? Como abdicar do poder de gerir sua própria vida? Iria mesmo capitular diante da torrente de limitações que a tolhiam cada vez mais? Como se apegar à vida? Como garantir seu espaço, como driblar sua agonizante autonomia? O que segurar quando se percebe que tudo está a se perder?

Fugindo de São Paulo

Ao final daquele longo dia, ampliado ainda mais pela diferença de fuso horário, chegamos a Campinas trazendo minha mãe conosco. Estávamos iniciando um delicado período de transição, com vantagens e desvantagens para todos. Se, por um lado, eu pude ficar mais tranquila tendo minha mãe sob controle direto, por outro, passei a enfrentar alguns problemas que desconhecia. Sem correr o risco de exagerar, posso dizer que a partir daquele dia passei a viver a maior parte de meu tempo atendendo às necessidades de minha mãe. Sossego, mesmo, só enquanto ela dormia. Também para ela, creio, a nova situação trouxe perdas e ganhos. Ela podia ficar mais tranquila, posto que eu cuidava de tudo de que necessitasse; em contrapartida, porém, passou a ser controlada vinte e quatro horas por dia.

Os primeiros tempos que minha mãe passou conosco em Campinas foram muito movimentados. Sua saída precipitada de São Paulo, sem qualquer planejamento prévio, fez com que tivéssemos de retornar inúmeras vezes ao apartamento para cuidar dos mais diferentes assuntos. Para resolver problemas financeiros ela geralmente era acompanhada por meu marido; tratando-se de consultas médicas, quem ia com ela era eu. Raramente a deixávamos sozinha, mesmo que fosse por um curto intervalo de tempo.

Assustados com o que lhe acontecera, nunca mais confiamos em seu discernimento para evitar novas investidas. Sabíamos que ela ainda era assediada por estranhos. Tivemos de tomar algumas providências junto à companhia telefônica para diminuir as chances dos chantagistas, mas não podíamos impedir que ela abrisse a porta a pessoas desconhecidas, caso ficasse sozinha. Os desdobramentos quanto ao golpe que sofrera não foram suficientes para convencê-la de que não deveria dar atenção a pessoas estranhas e de que jamais algum dinheiro grande haveria de cair do céu a seus pés. Apesar de ter demonstrado algum constrangimento, nunca minha mãe reconheceu que havia sido lesada. Contra todas as evidências, ela mantinha a crença de que a felicidade bateria à sua porta. Por mais que a orientássemos sobre a gravidade da situação em que se encontrava, ela ainda facilitava algumas abordagens. Eu mesma cheguei a flagrar a presença de uma mulher, face a face com minha mãe, na porta do prédio, tentando vender-lhe um carnê e desvencilhando-se rapidamente tão logo deu pela minha presença.

Era o começo do mês de maio. Nossa vinda para Campinas concorreu para que eu não mais insistisse com minha mãe sobre a continuidade das consultas psicológicas. Durante o tempo em que estive viajando ela se desentendera com a psicóloga e não quis mais pagar para falar o quê?, dizia ela. Voltamos, no entanto, ao geriatra. O teor da consulta me deixou negativamente impressionada. Naquele momento ainda não me ocorrera que minha mãe pudesse ter alguma doença. Eu ainda me atinha à ideia de uma crise existencial por resistência aos dissabores da velhice. Prosseguimos com a orientação desse médico, com a vantagem, pensava eu, de que agora poderia controlar melhor a administração dos medicamentos e, desse modo, obter melhores efeitos.

Um e-mail enviado à França no início de maio deixa transparecer um pouco do clima em que vivíamos:

8/5/98

Fui com sua avó ao geriatra. Ele fez uns testes e constatou que ela está muito esquecida. Não foi capaz de responder coisas corriqueiras, tais como três nomes de homens, de mulheres, de produtos de limpeza, de cidades do Brasil, de políticos, de amigos. Vamos ver se tomando os medicamentos com rigor ela consegue recuperar um pouco da memória. Mas as coisas estão difíceis. Quando cheguei no prédio ela estava conversando com uma moça que dizia ser do Baú da Felicidade, *que lhe dizia que a casa dela havia sido sorteada e que ela poderia comprar um carnê, pagando a ela as três primeiras parcelas. Há também alguém que por telefone lhe disse que ela vai ga-*

nhar um apartamento. E assim vai. E ela acredita. Hoje, sexta, nós a levamos para ver um apartamento que eu encontrei aqui perto de casa. Pensamos em comprá-lo e tentar a possibilidade de que ela venha a morar nele, mantendo a sua privacidade e, ao mesmo tempo, estando bem perto de nós. Ela gostou do apartamento. Disse que se ela ganhar "aquele" do Silvio Santos vai dizer que não o quer em São Paulo, mas que vai querer esse aqui em Campinas. Só uma coisa é certa: estamos passando por uma situação difícil com a qual não aprendemos ainda a lidar, e que não temos ideia como vai prosseguir. É uma grande lição de vida, perceber que não temos possibilidade de controlar, nem de prever e nem mesmo de avaliar com certeza o que é melhor fazer. No entanto de uma coisa estou certa, não devo sair por aí brigando na fila do supermercado, né?

Olha, eu acho que não vou conseguir ficar triste no "Dia das Mães". Não dá. É tanta coisa boa acontecendo com os filhos que não tem como emburrecer. Vou lembrar de vocês, mas de um modo bem bonito. Não tem essa de que estão longe. Porque, na verdade, não estão. Vou me dedicar à minha mãe, tentar fazer desse um dia muito especial. Pela primeira vez eu tenho a sensação de que não sei mesmo como as coisas estarão no próximo ano. As transformações estão muito rápidas. Eu escrevo, mas parece que eu não sei muito bem do que eu estou falando. Tenho a sensação de que realmente não consigo avaliar a extensão do problema. Não tem jeito. Tem de viver um dia e depois viver o outro. Poucos planos, pouca esperança, muita coragem, muito bom senso, muita paciência e amor. Vocês que bem me conhecem sabem que não sou tão virtuosa, mas isso não me impede de tentar, né? Depois eu conto o que consegui.

Naquele ano o Dia das Mães teve um aspecto inusitado. Pela primeira vez não tive meus filhos comigo. Ambos estavam na França. Saímos para almoçar fora, minha mãe, meu marido e eu. Depois fomos a um parque zoológico. Mamãe, contudo, não deu mostras de apreciar o passeio, parecia estar muito cansada, com vontade de voltar para casa. Hoje, olhando para esse dia, que eu diria ter sido emocionalmente sombrio, vejo que, pressentindo o quanto ele nos era importante, esforcei-me por torná-lo especial. Acho que não consegui exatamente o que queria. No ano seguinte, posso afirmar, na mesma data, minha mãe já não se deu conta do que estávamos a comemorar.

O apartamento

Ainda em decorrência do golpe, temendo que minha mãe perdesse mais dinheiro, pensamos em aplicar parte do que ela tinha na compra de um apartamento em Campinas. Aparentemente um plano perfeito. Caso ela se adaptasse, poderia prosseguir cuidando de sua vida, com uma certa independência. Bastaria que ela aceitasse a presença de alguém que lhe fizesse companhia e a assistisse nas tarefas domésticas. A proximidade nos permitiria manter controle sobre ela, sem, no entanto, prendê-la dentro de nossa casa. Desse modo estaríamos preservando nossa liberdade e a dela.

O processo de compra do apartamento não foi difícil. Tive muita sorte, pois, mal comecei a procurar, encontrei um imóvel que reunia tudo que almejávamos: próximo de nossa casa, num local privilegiado, primeiro andar, vista para a rua, com movimento de pessoas, porém sem a balbúrdia de São Paulo. Restaurante, frutaria, padaria, farmácia, açougue, banco, tudo próximo. Questão apenas de se acostumar. Havia um casal de idosos morando no prédio e também uma senhora viúva que morava sozinha. Quem sabe a possibilidade de novas amizades?

Na semana que se seguiu ao Dia das Mães, enquanto meu marido ajudava mamãe a se desvencilhar da prestação de contas do prédio em São Paulo, onde ainda era a síndica, e passar a responsabilidade da função a outros condôminos, consegui acertar a compra do imóvel em Campinas.

15/5/98

UAUUU! Estão sentados? Então leiam aí a Super, Hiper, Grande, Sensacional, Novíssima, Quentíssima, Legal, Surpreendente, Joinha, Especial, Boa, Incrível e Inédita notícia*:*

A vovó no dia de hoje tornou-se proprietária de um lindo apartamento! Novo, frente para a avenida, primeiro andar. Com um bom quarto, sala ampla, boa cozinha, área de serviço e banheiro. Totalizando 60 metros quadrados. Tem uma vista linda para uma área ainda verde e um acabamento de primeira. O prédio tem 32 apartamentos em 8 andares. A vantagem desse é poder subir também pela escada. A cozinha e a área de serviço dão para uma área interna. O muro é muito alto, uns seis metros do nível da rua. Logo, não tem perigo. O prédio tem zelador, um senhor muito educado. Estamos todos bem contentes, agora a vovó poderá ficar mais tempo em Campinas, e receber nossas visitas. A Dona Etel foi a primeira convidada a conhecer o apartamento e a brindar a compra com guaraná CHAMPANHE!

Temos que começar a pensar na mobília. Vocês já entraram bem. Acabam de perder uma cama de solteiro e um colchão.

Abraços da mãe e da vóvis aqui ao meu lado.

Esse e-mail que escrevi ao meu filho contando a novidade denuncia que na época nós ainda falávamos sobre o apartamento como uma alternativa de moradia para minha mãe e não como uma residência definitiva. Sim, porque, por um lado, ela não admitia a ideia de não voltar a São Paulo e, por outro lado, nós não sabíamos se ela iria se adaptar a morar sozinha num local estranho. O importante era que estávamos assegurando que ela não perdesse esse dinheiro e, ainda, tentando criar algum atrativo que a fizesse aceitar o fato de morar em Campinas. No nível das intenções a ideia nos parecia irrepreensível, restava saber se funcionaria na prática.

Pelo tom que usei nesse e em outros e-mails do mesmo período, noto que, apesar dos pesares, sentia-me animada.

16/5/98

Nossa empregada foi operada hoje. Fez uma laqueadura. Dura vou ficar eu correndo atrás do lixeiro, dos cachorros, de faxineira, da piscina, das plantinhas e, de quebra, correndo da vovó.

Filha única sofre. E genro único também, completaria seu pai que, louvor seja feito, ainda consegue manter as coisas sob controle, mesmo que tenha de repetir dez vezes a mesma explicação.

A referência que fiz a meu marido me faz lembrar que via de regra o tom que as nossas conversas haviam assumido era o da explicação. Sim, porque, nas circunstâncias em que nos encontrávamos, havia uma infinidade de coisas a serem feitas que exigiam a participação de minha mãe. Desconfiadíssima de tudo, regra geral, sua postura inicial era a de quem é contra. Só que certas coisas não podiam deixar de ser feitas. O recurso que usávamos para convencê-la era o das explicações. "Mas, Dona Zulina, ..." e lá vinha mais uma tentativa, até lograr êxito. Acho que muitas vezes ela acabava sendo vencida pelo cansaço, pois, provavelmente, ela já não entendia a complexidade de algumas situações que implicavam compras, gastos, palpites e decisões rápidas, ingerências e intromissões essas que, por mais bem-intencionadas que fossem, raramente poderiam ser bem aceitas por alguém que sempre decidiu tudo em sua vida sozinha. Para complicar, ela não confiava nas nossas boas intenções. Se eles pensam que vão me passar a perna estão muito enganados, confidenciara ela à nossa empregada num momento de cumplicidade. Sem entender que isso decorria de uma doença, eu me sentia muito magoada com sua desconfiança. Mas não tinha ideia do que pudesse fazer a respeito.

20/5/98

... Aqui "La Nave va". Se eu disser que está bom estarei mentindo. Mas se disser que não está melhorando estarei mentindo também. Ando conversando comigo mesma e me convenci de que estou passando um período desfavorável. Talvez o mais sábio seja baixar as resistências e andar a favor da corrente. Se essa corrente levar a algum lugar, ao menos eu chego lá mais depressa. Espero que ao chegar eu não me arrependa de não ter resistido. Faço mil reflexões cada dia. Não confundir com flexões. Aqui a categoria da ginástica é mental.

Ontem sua avó e eu andamos percorrendo Campinas de carro. Logo cedo fomos ao hospital. Por quê? Porque ela queria saber se não estaria mais doente do que aparentava. Ela teve um resfriado forte, mas se recuperou rapidamente. Não perdeu o apetite, não teve febre, não perdeu o sono. Mas, toda vez que falava ao telefone com algum parente, "perdia" a voz. Aí quis ir ao médico para saber por que eliminava tanta secreção. Na dúvida, considerei melhor levá-la. A médica receitou um descongestionante e um antibiótico que afastou qualquer possibilidade de infecção pelas vias respiratórias. Agora ela tem uma agenda de dezessete medicamentos ao dia! Durante cinco dias!

Assim vão as coisas por aqui.

Viva a Internet que me conta que Paris existe!

Estou começando a verificar preço de móveis, geladeira etc., para mobiliar o apartamento. Quando vocês chegarem tudo deverá estar em pleno funcionamento.

A bermuda azul

Logo que minha mãe veio para Campinas procurei incluí-la em nosso convênio médico. O fato de vir para cá não diminuiu suas necessidades de fazer consultas. Sem saber avaliar suas reais necessidades, diante de sua insistência, eu quase sempre acabava levando-a para obter um diagnóstico. Estou certa de que na maior parte das vezes corri desnecessariamente, mas também estou certa de que esse recurso sempre foi de seu agrado. A operação, como um todo, sempre nos tomava um bom tempo. Entre arrumá-la para sair, aguardar atendimento, ser atendido e passar na farmácia para aviar a receita médica, iam umas boas horas. Posso estar sendo cruel, mas afirmo que ela adorava esse movimento, a começar pela minha indisfarçável preocupação. No hospital, ela tinha todas as atenções voltadas para ela, os médicos e médicas, jovens em sua maioria, tratando-a com toda deferência, examinando-a com cuidado, procurando entender suas queixas.

Por meu lado, na proporção inversa, eu detestava passar por isso. Sobretudo depois que percebi que se tratava de uma prática recorrente, que não sabia discriminar se seria ou não necessária, não querendo correr o risco de dizer não. Pelo sim ou pelo não, tornamo-nos conhecidas pelo corpo médico do hospital. E, diga-se de passagem, provavelmente, mais pelo cômico do que pelo trágico. Bem, tudo isso também passou.

Mas a estrela do momento era o apartamento novo! Nele eram depositadas minhas mais sinceras esperanças. Tão logo fechamos negócio, saímos – meu marido, minha mãe e eu – para comprar os móveis de sala e quarto. Sabíamos que não seria fácil fazer as compras com mamãe, porém, queríamos que ela participasse de tudo, que escolhesse os móveis, ou ao menos aprovasse nossas escolhas. Queríamos que ela se apropriasse das coisas que seriam suas, que se entusiasmasse com o fato de estar mobiliando sua nova casa.

Sabia de antemão que tudo poderia ficar muito bonito, acolhedor, mas, o que eu mais queria é que mamãe viesse a gostar dessa casa, que se acostumasse com ela, que sentisse que ela era realmente sua. Queria que ela aceitasse a possibilidade de passar a morar fora de São Paulo. Afinal, deixar São Paulo significava deixar quase tudo que ela amava. Com exceção da filha, genro e netos, mamãe estaria abdicando de tudo que criara para si: seu apartamento, do qual tanto se orgulhava, seu telefone e, por meio dele, as amizades que preenchiam as horas de seu dia; seus vizinhos, alguns dos quais amigos de mais de trinta anos; o prédio, que durante tanto tempo administrou como se fosse seu; tudo, enfim, que a cercava e que representava a sua história. Ou seja, deixar São Paulo seria abdicar de quase tudo que ela considerava importante para manter-se viva, ativa e independente. E nada do que eu pudesse fazer de melhor poderia preencher o vazio deixado por essa perda. Sem dúvida, para ela tudo isso era, desde há muito, assustadoramente óbvio.

No entanto, por mais solidária que eu fosse, precisava tomar as providências necessárias a sua mudança e tentava fazê-lo da melhor forma possível, buscando contar com a sua anuência, procurando conquistar a sua simpatia. Mas foi difícil. Mais que isso: foi impossível. Vibrávamos em diferentes sintonias. Mamãe, com suas justificadas preocupações, mostrava-se triste, confusa, insegura. Nós, com outras preocupações, queríamos animá-la, considerando que, apesar das perdas inevitáveis, ainda poderíamos obter um resultado muito positivo. Para nosso desespero, naquele momento mamãe não se valia mais da lógica à qual estávamos habituados. Nossas conversas nunca atingiam um denominador comum. Nada do que fizéssemos angariava sua cumplicidade, nem mesmo despertava algum sinal de entusiasmo, de conivência. Ela se fixou na perda, enquanto nós procurávamos apontar-lhe os ganhos. Hoje entendo que, melhor que qualquer um de nós – tão lúcidos, tão lógicos –, ela talvez já soubesse o que só viemos a perceber muito mais tarde: que nada do que fizéssemos poderia lhe restituir o que ela estava realmente perdendo. Mais do que sua casa, mais do que seus bens materiais, mais do que sua autonomia, ela perdia sua identidade, sua memória, perdia a capacidade de manter qualquer vínculo, de situar-se, de manter alguma forma consciente de relação.

Mas isso tudo nós só viemos a saber depois. Naquele momento, nossa ignorância nos conduzia pela contramão, na tentativa de organizar um espaço onde ela pudesse encontrar tranquilidade para viver com dignidade os dias que lhe restassem. Tentávamos entusiasmá-la, acenando para o que nós víamos de positivo: morar perto de nós, ter um apartamento novo, mais bonito, mais espaçoso, num local mais tranquilo do que São Paulo, onde ela poderia sair à rua sem medo de ser assaltada, onde estaria mais perto dos netos, onde poderia conviver com outras pessoas, fazer novos amigos. Acreditávamos que uma vez as coisas prontas, arrumadas, funcionando, ela iria se adaptar e gostar da nova situação.

Era com esse espírito que nós andávamos pelas ruas de Itatiba, procurando os móveis que iriam mobiliar o novo apartamento. Depois de entrar em algumas lojas, encontramos um conjunto de mesa e quatro cadeiras para a sala, num estilo sóbrio, madeira maciça, cor clara. Um pouco pesado, é verdade, porém, por isso mesmo, muito bonito. O tampo da mesa parecia ser duplo, e isso lhe conferia um estilo original. Irresistível, sobretudo quando soubemos o preço. Como a loja precisava livrar o espaço para outra finalidade, havia colocado o conjunto em oferta. Nós não acreditávamos que poderíamos comprar aquele tipo de mobília por tal preço! Estávamos exultantes! Quero dizer, meu marido e eu. Porque, para minha mãe, nada disso contava. Nem a necessidade, nem a oportunidade. Ela só dizia e repetia: "Não posso pagar. Não tenho dinheiro." Mil vezes eu lhe dizia que tinha, sim. Que não se preocupasse com isso, que o dinheiro não constituía um problema, que já havíamos pensado em tudo, que podia confiar, que isto e mais aquilo. Hoje imagino a cena patética, se não cômica: um casal de meia-idade, ambos altos, de compleição forte, diante de uma velhinha, pequenina, cabecinha branca, aparência frágil, parados numa calçada, sob um sol escaldante, discutindo se havia ou não dinheiro para pagar os móveis que estavam procurando comprar. Como convencer mamãe de que ela tinha o dinheiro para gastar? Como explicar-lhe que ela precisaria de uma nova mesa onde comer? Uma cama onde dormir? Como convencê-la de que aquela era a hora de comprar? Como explicar-lhe o óbvio? Afinal, não se pode sair por aí, a qualquer momento, comprando móveis. E qual seria esse momento? Se a condição fosse ter o dinheiro, esse momento, para ela, nunca mais existiria.

Apego ao dinheiro

Esse aspecto do dinheiro, no caso de mamãe, merece um detalhamento. É interessante notar como certas mudanças vão acontecendo sob nossos olhos sem que a gente disso se aperceba. É curioso notar também que, embora tudo se tenha passado num processo contínuo, eu só me lembro de algumas situações isoladas.

Certa vez, quando minha mãe não morava ainda em Campinas, levei-a ao salão de beleza que eu frequentava, deixando-a lá para que fosse atendida. Enquanto isso, fui fazer alguma coisa que precisava. Passado certo tempo, fui buscá-la. Já no carro, ela deu por falta de uma bolsinha com coisinhas dentro, que, segundo ela, esquecera no salão. Como já estávamos próximas de casa, resolvi verificar se a bolsinha não teria ficado em casa, a exemplo do que já ocorrera em situações anteriores, em que ela fizera uma coisa pensando ter feito outra. Dessa feita, porém, o objeto procurado não foi encontrado. Ela quis voltar ao salão, mas, devido ao adiantado da hora, este já havia fechado. Estávamos num fim de semana e mamãe me pediu que, tão logo quanto possível, eu fosse procurar seus pertences. Ela não me pedia apenas, ela suplicava, como se houvesse perdido algo de extremo valor. E não falava mais de outra coisa. Como estava voltando para São Paulo, fez-me prometer que eu iria buscar sua bolsinha já no início da semana. E eu prometi. Não só prometi, como cumpri. Cumpri e me arrependi.

No começo da semana, passei no salão para averiguar o que poderia ter acontecido. Não nego que intuía que o resultado dessa busca seria desastroso. Temia o tipo de reação que as pessoas envolvidas poderiam ter. Preparei-me para ser o mais transparente possível, já me desculpando de antemão pelo que tinha a dizer. A última coisa que eu queria era colocar alguém sob suspeita. Mas, como impedir que isso ocorresse, considerando o teor do que eu tinha a perguntar? Mas, como diria minha mãe, promessa é dívida. Cuidadosamente, fiz um rodeio, explicando a condição instável de minha mãe e a impossibilidade que eu tinha de avaliar o quanto de verdade haveria em seu relato. A única forma de saber, acrescentei pateticamente, seria perguntando a quem a havia atendido se minha mãe teria ou não esquecido a tal bolsa. Não deu outra. A pessoa que a atendera não se sensibilizou um mínimo sequer com meu constrangimento. Declarou em alto e bom som que minha mãe trouxera com ela uma grande quantidade de dinheiro e que se atrapalhara na hora de pagar, causando com isso um certo mal-estar. Acrescentou que, para não se comprometer, ela chamara outro profissional para testemunhar que ela só estava pegando de minha mãe o que lhe era de direito. E, para completar, acrescentou que eu é quem não deveria permitir que coisas desse tipo pudessem acontecer. Tudo isso aquela senhora dizia intempestivamente, num discurso indignado, como que querendo dizer: "Você não faz a sua parte, não cuida da sua mãe, e ainda vem aqui desconfiar de mim!" Tudo foi muito pior do que eu poderia imaginar. Nesse dia aprendi a primeira lição de como não obedecer à minha mãe. Descobri que nem sempre a mãe está certa e me dei conta de que já não podia confiar no que minha mãe dizia, mesmo que ela o fizesse obstinadamente. Percebi que alguns de nossos valores estavam em xeque e que eu enveredava pelo caminho desconhecido de um outro tipo de fidelidade.

Passado o primeiro atordoamento, comecei a me dar conta da gravidade da situação em que minha mãe se encontrava. Teria ela perdido a noção do valor do dinheiro? Como saber efetivamente? E em caso positivo, como agir? Estaria ela fragilizada e não sabia? Se a atendente do salão tivesse sido sincera, isso significava que as limitações de minha mãe para lidar com o dinheiro eram evidentes. Pessoas inescrupulosas poderiam aproveitar-se disso. Mas como dizer isso a ela? Como dizer a alguém que sempre administrou seu dinheiro, com conta em cinco bancos diferentes, síndica do prédio onde morava, que ela se tornara incapaz de conferir o troco do pão? Como protegê-la sem magoá-la, sem assustá-la? Como convencê-la de que já estaria precisando de apoio, de que já não era capaz de defender-se sozinha? Como apontar-lhe, impunemente, as evidências de sua decrepitude?

Vivida a primeira experiência, levantada a primeira suspeita, os fatos novos só tendem a corroborar a tese. E nós nos damos conta de que teremos de tomar atitudes mais radicais, pouco conciliadoras, se quisermos preservar a integridade de nosso velhinho. A partir do momento em que tomamos consciência do problema, a questão não é mais o que vai ser feito: só temos que descobrir quando e como fazê-lo. E, quanto mais nos preocupamos e observamos, mais e mais vamos descobrindo. As perdas relacionadas a essa questão do dinheiro vão muito além do que se poderia contabilizar em espécie.

Eu não saberia explicar quando ou como tais coisas começaram; no entanto, hoje posso perceber muitas das manias de minha mãe como relacionadas ao medo de não ter dinheiro. Esse medo, no entanto, era objetivamente infundado, uma vez que vivia com um bom orçamento e não corria risco de diminuir seus ganhos e nem de aumentar seus gastos. Atenta a isso, notei que ela ultimamente procurava evitar despesas até então corriqueiras, como por exemplo esquivar-se de presentear pessoas próximas. Sempre que isso fosse inevitável, ela pedia para que eu resolvesse a compra de algum presente, mas recomendava que gastasse pouco, porque – dizia – estava sem dinheiro.

Outra situação que pode ser vista sob esse ângulo, porém muito mais grave em suas consequências, foi quando suspeitei que ela poderia ter deixado de comprar alimentos nos últimos tempos em que morara sozinha. Só agora passou a fazer sentido uma observação que me fora feita por meus filhos de que, em visita à avó, haviam percebido a falta de um queijo, uma bolacha, um doce, uma bebida qualquer para servir, como sempre fora de seu costume oferecer.

Quando não moramos com a pessoa essas faltas podem parecer episódicas. Por vezes, indo lá, eu fazia uma compra no supermercado. Isso a agradava. Mas, pergunto eu, por que ela deixou de comprar por sua própria iniciativa? Com a desculpa de que comia no restaurante, minha mãe deixara de comprar não só o gênero de comida para cozinhar, mas também outros alimentos dos quais ainda gostava muito. Quando estava em minha casa, ela se alimentava muito bem, apreciava o que comia, dizia que em São Paulo não encontrava para comprar o que eu comprava aqui. No entanto, à medida que passei a fazer as compras com ela, percebi que talvez não fosse bem esse o problema. "Mãe, olha o doce de leite que você gosta, vamos levar um?" "Depende, quanto custa?" ou "Eu não tenho dinheiro." Ou, então, um breve: "Hoje, não." Sem maiores explicações. "Mãe, que fruta você quer levar?" "Não sei, eu não como quase nada." "É muito para mim." "Isto não, aquilo também não." "Não preciso, não quero, é caro, não tenho dinheiro." Essas eram as várias formas que usava para dizer a mesma coisa.

Não acredito, ou não quero acreditar, que minha mãe tenha passado fome. Mas estou certa de que ela se privou de um conforto que estava totalmente dentro de suas possibilidades financeiras. Não sei dizer quando isso tudo começou, mas, por um longo período, o mote do *não posso gastar* nos perseguia por onde quer que andássemos. Fazer compras com ela havia se tornado um desafio. Aos poucos aprendi que, quandou queria comprar o que acreditava ser necessário para ela, eu deveria ir sozinha ao supermercado. "Você comprou tudo isso?", dizia ela em desespero, ao me ver chegando com as compras, sabendo que nessa altura o processo era irreversível.

Tentando uma interpretação generalizadora, diria que, se o seu sustento sempre dependeu de você, materializado no dinheiro que você ganhou; se foi esse dinheiro que lhe proporcionou o que de melhor você pode obter; se sua qualidade de vida sempre esteve vinculada ao quanto você pode gastar para satisfazer suas vontades e necessidades, então não há dúvida de que, para você, seu dinheiro é um bem muito precioso. Apegar-se ferrenhamente a ele pode significar uma forma de tentar apegar-se à própria vida, transformando-o e às coisas materiais que ele pode comprar em verdadeiras tábuas de salvação. Acho que isso explicaria por que gastar se torna tão ameaçador.

Considerando a questão de um prisma mais particular, penso que minha mãe fez o gênero da pessoa que é apegada ao dinheiro, sem ser, contudo, sovina; apenas excessivamente controlada. A meu ver, isso pode ter a seguinte explicação: tendo lidado com muito dinheiro no armazém de meu avô, minha mãe passou a viver, depois de casada e também quando viúva, situações de severa economia. Habituei-me a ver minha mãe sempre às voltas com suas contas, controlando rigorosamente seus ganhos e gastos, fazendo questão de tostões. Diria que ela sempre manteve tudo na ponta do lápis. O que não a impediu, contudo, de ser irrepreensivelmente correta no sentido de honrar seus compromissos financeiros. E, digo mais, uma das últimas coisas que perdeu, em relação a isso, foi a conduta de sempre estar atenta e manifestar seu interesse em pagar sua parte quando participava de um grupo cujos gastos fossem coletivizados. Seu código de conduta não admitia parcialidades.

Não saberia dizer se tais experiências têm algo que ver com o comportamento que passou a exibir na fase final de sua vida, ou se isso se deve a alguma alteração de sua personalidade provocada pela própria doença. É igualmente difícil afirmar se ela passou a desconfiar das pessoas e isso a levou a tentar proteger seu dinheiro, ou se, ao proteger seu dinheiro, ela teria passado a desconfiar das pessoas que a ele pudessem ter acesso.

Antes do golpe, e sem ter ainda maiores preocupações em interpretar o que minha mãe fazia, algumas desculpas que ela dava para não gastar como, por exemplo, ter uma faxineira, pareciam-me, tão-somente, medidas de economia um tanto equivocadas: "custa caro. Elas comem muito. Levam coisas para sua casa". Depois que vi o quanto de dinheiro ela guardava em casa, as coisas fizeram outro sentido. Ela não queria que ninguém mexesse em suas coisas por receio de ser roubada, daí manter-se sempre vigilante.

Mas por que guardar tanto dinheiro dentro de casa? Por que essa obsessão de querer ganhar muito dinheiro? Por que tirar o dinheiro do banco e levá-lo para casa? Por que andar pela rua, a pé, com a bolsa recheada de dinheiro? Por que economizar tanto? Tais práticas resultavam em situações que a deixavam vulnerável, justificando, de certo modo, sua desconfiança em relação a todos aqueles que pudessem ter acesso ao seu dinheiro: a caixa no banco, a faxineira dentro de casa, a filha no supermercado, o dono do restaurante, a cabeleireira, ou seja lá quem fosse.

Lamentavelmente, apesar da coerência de meu raciocínio, eu usava um referencial equivocado para interpretar o que acontecia com ela. Sem saber que ela estava mentalmente desequilibrada, eu não tinha como perceber suas atitudes, a não ser pelo senso comum. E, obviamente, reagia a elas dentro da mesma sintonia. Naquele momento, eu usava os elementos de realidade que estavam ao meu alcance e ressentia-me em saber que ela desconfiava de todos e até mesmo de mim. No entanto, se tivesse procurado entender a situação por uma outra ótica, teria podido protegê-la melhor em lugar de sentir-me indignada ao saber que ela dava ouvidos a pessoas inescrupulosas, acreditando mais no que elas lhe diziam do que em todos nós, seus parentes próximos. Saber que ela distorcia nossas intenções de orientá-la, como se não tivéssemos mais o caráter honesto que ela ajudou forjar e que tão bem conhecia, deixava-me desanimada. A bem da verdade, o que acontecia era que minha mãe já não reconhecia em nós as pessoas que éramos, embora continuássemos a agir como sempre o fizéramos – enquanto nós, que potencialmente teríamos tudo para não reconhecê-la através de tão estranhas atitudes, continuávamos a crer que ela fosse a mesma pessoa de sempre.

Perante esse recíproco estranhamento, enquanto minha mãe nos tomava por aquilo que percebia, sem se preocupar com a absurdez de seus julgamentos, sem qualquer cuidado em dizer a quem quer que fosse o que pensava a nosso respeito, nós, aturdidos pela mudança que nela percebíamos, tentávamos reverter a situação, procurando fazer com que ela voltasse a se comportar como sempre o fizera, tentando convencê-la de que continuávamos a ser as mesmas pessoas que ela sempre conhecera e que nossa ingerência em sua vida se fazia no sentido de protegê-la, de preservar sua integridade.

Nossos argumentos caíam no vazio. Ela já não tinha condições de entender nossos propósitos e, mesmo que tivesse, não poderia ficar satisfeita sendo seguidamente contrariada, recebendo tantas orientações, tantas explicações e tanta cobrança. Mesmo que pudesse ser convencida da necessidade de ser tão controlada, ela não poderia ficar feliz com uma tal situação. Nem nós. Privados de uma mínima tranquilidade, todos nós, sem exceção, nos ressentíamos e vivíamos mais tensos.

Preparativos para a mudança

À medida que o impacto do golpe foi se abrandando, um pouco da antiga normalidade pôde ser restituída: dentre outras, havia a possibilidade de minha mãe voltar por breves períodos ao seu apartamento em São Paulo, satisfazendo sua ansiedade em poder estar novamente em sua própria casa, sentindo-se dona do seu nariz, como ela usava dizer.

As notícias passadas no final de maio ao meu filho refletem bem a situação de cansaço e desânimo em que nos encontrávamos.

27/5/98

... Eu, na verdade, ando meio borocoxô. Estávamos até pensando em sair um pouco, caso a vovó não volte neste fim de semana. Se ela não vier, na sexta-feira à noite ou no sábado cedo vou tentar espairecer um pouco. Respirar outros ares, me distrair.

30/5/98

Aquém mar os reflexos de uma sede de bem viver.
Vovó está em Sampa.
Seu pai e eu vamos curtir o dia de modo especial. Organizando álbum de fotos da viagem, comendo bem, dormindo e usufruindo a alegria gerada pela consciência de que estamos conquistando a tão desejada cumplicidade nos bons e maus momentos.

Logo no início de junho mamãe voltou para Campinas. O mote nesse mês foram os preparativos para mobiliar o novo apartamento.

6/6/98

Fomos a São Paulo. Trouxemos a vovó conosco. Ao que parece ela está bem melhor. Pretendo sair com ela para comprar coisas para o apartamento. Sinto que ela está animada com a mudança. Já começou a trazer algumas coisas pequenas de Sampa e está planejando quais as grandes que virão. TV, cama, mesa, cadeiras etc. Sei que ela se refere com prazer à sua nova morada quando fala com outras pessoas. Estou contente por esse lado. Vou fazer um esforço para não contrariá-la em nada nesse período. Quem sabe eu consigo. Na lista do esforço está o item: não falar em remédios.

7/6/98

Hoje tivemos visitas. Fomos ver o apartamento da vovó. Todos gostaram. Senti a vovó animada mostrando tudo. Acho que ela está gostando cada vez mais. Pena essa esclerose que por vezes a deixa fora do normal. Mas quem sabe estaciona um pouco e ela ainda pode curtir o que tem.

A perspectiva da mudança de minha mãe para o apartamento era algo que eu sentia como muito positivo. Ela me permitia pensar na possibilidade de um recomeço. Para ela e para mim. Zelar por ela morando tão próximo não me seria difícil, desde que ela aceitasse a condição de contar com uma auxiliar doméstica. Pelo teor do e-mail enviado à França em 15 de junho, noto que eu parecia estar bem esperançosa.

15/6/98

Estou com minha mala pronta. Um estojo com algumas canetas, uma borracha, uma lapiseira, uma tesoura e um caderno de anotações pessoais. E o principal: minha tese de doutorado. Vou indo à biblioteca da Unicamp. Começo agora um esforço no sentido de escrever um livro. Estou insegura, morrendo de medo de sofrer, de errar, de dar em nada. Tenho medo de estar começando algo que sei lá. Mas eu vou lá. Estou indo. Tchau! Amo vocês.

15/6/98

São 14h25. Já estou de volta. Não doeu. Foi tranquilo e gostoso. Sem tensão. Acho que estou curada. Adoro vocês. Beijos estalantes.

Transformar minha tese em livro era um compromisso que eu assumira desde que a defendera, no início de 1992. No entanto, por vários motivos, o projeto de escrever foi sendo adiado. A princípio sentia-me muito esgotada, quis descansar um pouco. Tão logo me aposentei fiz uma boa reforma em minha casa, atividade ideal para alguém que quer um tempo para pôr a cabeça e a vida em ordem. Ao final dessa primeira reforma, iniciei um período de viagens que me motivaram a voltar ao estudo de línguas. Comecei pelo inglês, depois, aprendi o espanhol. Uma visita à Itália me animou a aprender o italiano e a perspectiva de ir à França me fez rever o francês. Assim, de viagem em viagem, de curso em curso, de reforma em reforma (foram três no total), o tempo foi passando e o livro sempre aguardando sua vez. A volta da França, contudo, era tida como o limite derradeiro. E poderia ter sido, não fosse a necessidade de atender minha mãe. Mas, como se vê, tão logo eu encontrei uma perspectiva, ainda em condições um tanto desfavoráveis, retomei o compromisso e me entusiasmei com isso.

16/6/98

Amanhã iremos a Sampa... Vou convidar a vovó para vir a Campinas. Hoje ela estava muito confusa ao telefone. Já antevejo que haverá problemas. Hoje não há problemas. Vocês têm problemas?

... Hoje eu fui trabalhar de novo. Foi bem legal. Agora, mesmo que a vovó venha para cá vou tentar continuar. Estou curtindo muito. Amanhã eu não irei, mas não faz mal. Já entendi que de vez em quando o plano vai falhar.

O fato de retomar minhas atividades de trabalho me deixava muito animada. Eu realmente ansiava por voltar a fazer algo meu, que me recompensasse intelectualmente. Apesar de saber que o ato de escrever consumiria muito do meu tempo, se não começasse, mesmo que fosse aos poucos, cada vez as coisas se tornariam mais difíceis e eu sabia que corria o risco de acabar desistindo desse projeto. Obviamente, se quisesse dedicar-me apenas às questões relativas à mudança de minha mãe, eu já teria com o que me ocupar em tempo integral; não era essa, porém, a minha vontade. Sobretudo porque estar o tempo todo com mamãe estava sendo muito estressante. Naquela época ela já não conseguia mais ficar durante algum tempo ocupada com suas próprias coisas. A bem da verdade, ela já não tinha muito a fazer. Em parte porque não queria, em parte porque alegava que já não sabia, em parte porque temia ficar com dores se fizesse algum esforço, ou seja, suas possibilidades estavam bastante reduzidas. Desde que acordava ela solicitava nossa atenção. Começava queixando-se das dores e da insônia. Depois de tomar café ia arrumar suas coisas. Aí dava por falta de algo e saía pela casa a procurar. Enquanto não achasse, não sossegava. Não raro era necessário ajudá-la em sua busca, caso contrário ela ficava muito nervosa. Sua irritação, via de regra, era devida ao fato de supor que alguém havia mexido em suas coisas. Quando se tratava de bijuterias, a vítima preferida era meu marido. "Por que ele tem de mexer em minhas coisas? Eu tenho certeza que as coloquei bem aqui, veja, não está mais!" Nenhuma explicação a convencia de que ela poderia não ter razão. Ela só sossegava quando o objeto de procura era encontrado. Mas, logo mais, tudo se repetia, da mesma forma.

Era muito difícil passar o dia todo nesse clima. Para que a empregada pudesse fazer seu serviço, eu tinha de sair de casa com minha mãe, ou então ficar a entretê-la de algum modo. Também precisava evitar que ela fosse interromper o trabalho de meu marido, muitas vezes com suas reclamações sobre as suspeitas que ela alimentava contra ele. Ou seja, ela precisava que alguém ficasse ao seu dispor. Como não aceitasse uma pessoa estranha, nessa fase, sua principal companhia era eu. Muitas vezes a levava às compras comigo, mas isso também era bastante complicado. A cada parada que fazíamos, surgia um dilema. Se ela saísse do carro, suas limitações de movimento faziam com que eu gastasse um tempo que nem sempre eu tinha para resolver tudo que queria. Se ela ficasse no carro esperando, além de eu ficar preocupada, invariavelmente, ao voltar, a encontrava contrariada com alguma coisa. Ou era a janela que ela não conseguira abrir, ou era o tempo que eu demorara para voltar, ou algum outro motivo. Por vezes ela até tinha razão. Eu não estimava corretamente suas dificuldades e ela acabava passando algum desconforto maior. Era difícil dar tudo certo: no mais das vezes, eu voltava atordoada com tantos enfrentamentos.

Ainda bem que tínhamos o projeto de mobiliar o apartamento, porque sair com ela para essa finalidade me era bem mais prazeroso.

20/6/98

Aqui tudo rola e não consola. Ontem eu fui com a vóvis comprar móvis. Móvis daqueles que ficam parados pela casa, tais como: fogão, geladeira, máquina de lavar louças, e micro-ondas. Agora ela está animadíssima. Hoje sairemos para comprar tapete, sofá, cama, móvel para a cozinha, mesa para a sala etc. e tal.

Interessante a leitura que faço hoje dessa mensagem. Ela não se coaduna com a lembrança que tenho do desinteresse com o qual minha mãe me acompanhava ao shopping quando fomos comprar os eletrodomésticos. Lembro-me nitidamente de procurar entusiasmá-la a examinar os aparelhos e ela se manter distante, como se tudo aquilo não tivesse que ver com ela. De qualquer modo, as compras foram feitas com seu silencioso consentimento, e eu gostava muito das coisas que comprávamos. Talvez ela também sentisse o mesmo e não soubesse expressar devidamente. Não sei...

21/6/98

Liguei pra vovó e ela me disse que conversou com vocês e que vocês têm quatro (?) cheias. Ela disse também que lhes deu seu novo número de telefone. Segundo ela a saudade que sente é imensa. Vamos ver se isso ajuda a montar o apartamento para quando vocês chegarem. Parece que está por pouco. Só falta o engenheiro descobrir como fazer chegar luz ao apartamento. Aí poderemos limpá-lo e, finalmente, mobiliá-lo.

Essa referência a "quatro ... cheias" diz respeito a lapsos que mamãe cometia em seu discurso quando não encontrava a palavra para dizer o que queria. Eu não saberia dizer quando isso começou a acontecer. Só sei que ela percebia a falha e isso a irritava profundamente. Não dissimulava a raiva que sentia. Às vezes chegava a bater em algum móvel, com o punho fechado, por conta desse problema. Aos poucos ela foi preenchendo seu discurso com piriris e pororós, e designando as pessoas por ele e ela, tornando seus relatos cada vez mais vagos. Mas eu não saberia mais dizer quando cada coisa ocorreu.

Preocupações à parte, nossas melhores expectativas estavam voltadas para a volta de meu filho, marcada para o mês seguinte. Isso servia como um pretexto fortíssimo para acelerar a arrumação do apartamento. Sim, porque, devo deixar claro, não percebíamos da parte de minha mãe qualquer entusiasmo digno de nota. Embora ela nunca hovesse dito que não quisesse mudar-se para o apartamento, também nunca dissera que queria fazê-lo. Acho que para nenhum de nós as coisas estavam muito claras. Sabíamos que estávamos vivendo uma experiência singular. Sabíamos, também, que apesar de se tratar de uma boa oportunidade correríamos alguns riscos. Entretanto, para saber se daria certo, se ela viria a se adaptar ao novo ambiente, se gostaria de morar naquela nova casa, seria preciso tentar.

Um quesito de fundamental importância era que, indo morar no apartamento, ela não ficasse o tempo todo sozinha. Imaginávamos o concurso de uma pessoa que lhe fizesse companhia, que a ajudasse no serviço doméstico, que saísse com ela para fazer compras, para passear, para o que quer que precisasse. Mesmo que ela viesse a melhorar seu humor, a acalmar-se e superar a crise provocada pela mudança, acreditávamos que uma boa companhia só poderia fazer-lhe bem, sobretudo porque ela já não teria as ocupações que tinha em São Paulo. Embora acreditássemos em sua capacidade de se recuperar e dar a volta por cima, como sempre o fizera, não podíamos ignorar que algumas de suas atitudes estavam um tanto estranhas. Essa questão da luz, mencionada no e-mail, é um exemplo disso. A situação foi a seguinte: passando pelo prédio onde ela iria morar, para ver se a luz já fora ligada, vimos que o apartamento ao lado estava sendo ocupado por umas moças que naquele momento mantinham a porta aberta. Depois que saímos de lá, minha mãe, com aquele seu ar desconfiado, mencionou a possibilidade de que a luz do seu apartamento pudesse ter sido roubada por aquelas moças. Uma dedução, no mínimo, inusitada, para não dizer disparatada, que causou estranheza, ficou registrada em nossa memória, mas, na hora, não foi alvo de maiores atenções. Passou como um detalhe e agora volta como um indício do quanto as coisas já não estavam realmente bem com ela.

Despedidas

24/6/98

Hoje estive em Sampa. Levei sua avó para ficar um pouco lá. Não sei se é o melhor, mas ela já estava saturada de estar por aqui e nós também já estávamos perdendo a esportiva. Não é fácil pra ninguém. Sei que ela, embora quisesse ir, ficou triste por ter ido. Sei que eu, embora quisesse que ela fosse, fiquei triste porque ela foi triste. Mas aqui ela também estava infeliz. Ou seja, sei lá.

Nessa mesma época, sem ainda suspeitar de algum desvio de comportamento, comecei a ter um sério problema com mamãe. Bastava que nos encontrássemos sozinhas para que ela começasse uma recorrente fala, queixosa, amarga e ressentida. Falava sobre o presente e também sobre o passado mais remoto. Porque fulano me disso isto, porque sicrano fez aquilo, beltrano aqueloutro. Meu pai, morto há mais de quarenta anos, continuava sendo uma de suas vítimas preferidas, pelo fato de não ter modificado alguns comportamentos que a desgostaram depois de casados. Eu também não era poupada por coisas que fizera e que a haviam magoado, como por exemplo o fato de ter-me mudado de repente para Campinas. Poucos eram os que não se incluíam no rol dos seus desafetos. A bem da verdade, a maior parte das situações que ela mencionava não constituía novidade para mim. Nem mesmo o ressentimento que mamãe nutria em relação a elas. Cresci ouvindo minha mãe comentar o quanto a vida lhe havia sido dura, o quanto se esforçara para conseguir tudo o que tinha, como tivera de batalhar por um lugar ao sol. Na sua avaliação, nem sempre as pessoas com quem convivera tiveram as mesmas dificuldades que ela teve ou, pior, não tiveram de se esforçar tanto quanto ela para conseguir o que queriam, usando parte de seu tempo para outras atividades mais prazerosas do que o trabalho árduo e contínuo. Recentemente, uma irmã de minha mãe definiu muito bem essa sua forma de ser: "Enquanto eu vi a vida colorida, a Zulina sempre a viu em preto e branco."

Seja lá por que motivos, só sei que essa situação me incomodava muito e não sabia como evitá-la. Pior era quando estávamos em meu carro: eu me sentia presa ao volante e à condição de ter de ouvi-la sem ter como escapar. Nessa ocasiões, as tentativas que eu fazia para mudar de assunto em geral surtiam pouco resultado. Qualquer brecha e ela retomava a ladainha! Ela procedia como se estivesse obcecada, precisando muito falar as mesmas coisas do mesmo modo. Eu não saberia dizer exatamente o que ocorria, só sei que havia um ponto que eu rezava para que não acontecesse, mas sempre acabava acontecendo, em que ela se voltava contra mim. Aí, como se possível, tudo ficava ainda pior. Sim, porque nesse momento, se eu dissesse algo que ela não gostaria de ouvir, a tônica passava a ser a de quem se sentia incomodado, de quem não entendia o que estava acontecendo, do porquê de sua vida ter ficado assim, do quanto estava sofrendo, do como gostaria de voltar para sua casa naquele exato momento, e sei lá mais o quê. As queixas não tinham fim.

Sem saber lidar com tudo isso, eu detestava cada vez mais essa situação. Parecia que sempre caía na mesma cilada, sem conseguir dela me livrar. O melhor recurso que conhecia para evitar tal mal-estar era ter conosco a companhia de uma terceira pessoa. Mas isso não era algo tão fácil de acontecer, uma vez que nosso núcleo familiar, em Campinas, restringia-se, naquela época, a ela, meu marido e eu, posto que meus filhos já não moravam conosco.

O fato de não termos percebido logo que estávamos às voltas com uma questão de insanidade mental fez com que eu interpretasse as coisas que aconteciam apenas como consequência de um recrudescimento de um caráter forte e autoritário, de uma natureza rebelde e independente. Tal juízo, no entanto, complicou o que talvez pudesse ter sido simplificado. Isso porque, em lugar de simplesmente aceitar o que minha mãe dizia como algo sem muita importância, fruto de um desequilíbrio, eu levava sua fala a sério. E, em consequência disso, ficava inconformada. Não queria que minha mãe fosse assim, que pensasse dessa forma. Queria que ela percebesse as coisas de outro modo, que se tornasse mais compreensiva, menos amarga, menos rancorosa. Hoje sei que estava querendo demais.

A situação das despedidas tem um pouco que ver com esse clima. Durante longo período, que eu já não saberia definir, mas certamente precedeu o da bermuda azul, seu ritual de partida foi quase sempre o mesmo. Depois de passados alguns dias conosco, mamãe começava a dizer que precisava voltar para sua casa, pois lá tinha muitas coisas a fazer.

Eu apenas aguardava, pois sabia que, nessa situação, qualquer coisa que dissesse poderia contrariá-la e desencadear algum ressentimento. Achava melhor deixar que ela encontrasse o momento certo por conta própria. Dividida entre o querer ir e o querer ficar, ela argumentava ora num sentido, ora no outro. Mostrava-se ansiosa e mais vulnerável. Começava a dar mostras de uma crescente insatisfação, de aflição por se sentir tolhida, de querer voltar imediatamente para sua própria casa e, ao mesmo tempo, era perceptível seu desejo de ficar, expresso nos incontáveis motivos que encontrava para adiar a partida. Eu já sabia que, uma vez iniciado o processo, ela não mais desistiria da ideia, apenas iria postergando a data.

Esses, para mim, acabavam sendo dias aflitivos, pois a minha organização pessoal estava condicionada ao fato de ela estar ou não em minha casa. As duas situações, eu sabia, tinham seus prós e seus contras, porém a indecisão era por demais penosa, porque disso dependia uma série de decisões de meu dia a dia. Ao me desorganizar, cada dia que passava me parecia ter sido perdido, no sentido de não ter podido fazer as coisas que eu gostaria de ter feito. Instalado o dilema, apesar de saber que não teria a mesma tranquilidade quanto à segurança de minha mãe, eu, no fundo, embora não conseguisse admitir nem para mim mesma, ansiava para que ela fosse. Sim, porque sua ausência, mesmo que temporária, permitiria momentos de privacidade, de descontração, de mais leveza e – por que não dizer? – de alguma alegria de viver. Sim, porque estar ao lado de minha mãe me deixava cada vez mais pesada, cansada e ansiosa. Por mais que me esforçasse, sabia que, convivendo com ela, a qualquer momento, por qualquer razão, uma avalanche poderia desabar em cima de mim.

Por mais controle que tivesse nesse período delicado que antecedia sua partida, invariavelmente a saída de minha mãe acabava sendo conturbada. Porque, sendo eu a levá-la à rodoviária, no percurso, encurralada dentro do carro, não conseguia me furtar a passar pela tão temida situação das reclamações e ressentimentos. Isso me deixava angustiada, e ansiava pela hora de vê-la partir, para, logo em seguida, desandar a chorar em público, feito um bezerro desmamado, como se dentro de mim houvesse crescido, para além de minhas forças, uma opressão da qual eu precisava me livrar com a maior urgência, com o risco de que me arrebentasse o peito. Imaginava que ela também fosse embora em desespero, e me sentia mais miserável ainda. Sempre levava alguns bons quilômetros de estrada para me recompor. As coisas só melhoravam quando, por telefone, ficava sabendo que ela já havia chegado sã e salva ao seu destino.

A bermuda azul

Uma vez, contudo, tive uma experiência desconcertante. Mal acabara de colocar mamãe no ônibus, depois de um transcurso bem difícil, em que ambas nos havíamos alterado, eu a vi toda sorridente a trocar algumas palavras com seu vizinho da poltrona ao lado. Juro que não podia acreditar. Como ela conseguia mudar assim, da água para o vinho? Se não tivesse visto com meus olhos não teria acreditado. Entender, no entanto, ainda não consegui. Talvez o fato de sempre ter levado minha mãe a sério, independentemente das circunstâncias, deve ter feito toda a diferença.

No entanto, não foram apenas as despedidas que se modificaram. Dentre outras alterações de comportamento que hoje creio estivessem ligadas à doença, inclui-se a instauração de um novo e desagradável ritual de chegada.

Tão logo chegava, passados os cumprimentos, mamãe começava a se mostrar irritada com algumas coisas que passou a considerar como falta de atenção de minha parte para com ela. Ela começou a implicar se, ao chegar, não encontrasse sua cama devidamente arrumada. Para ela a arrumação da cama significava que eu me preparara para esperá-la. Para mim, a não arrumação era simplesmente devida à falta de tempo. Ela também implicava com o tipo de travesseiro que eu lhe dava, detalhe que com o tempo resolvi dando-lhe alguns travesseiros diferentes para que ela mesma escolhesse. Um outro caso, esse mais pontual, deu-se quando comprei toalhas de banho para meus hóspedes eventuais, vale dizer, meus filhos, nora e genro. Não comprei para ela, nem para meu marido, nem para mim, que continuaríamos usando aquelas que já tínhamos. Por quê? Porque os jovens, como ficavam apenas por um dia, só usavam suas toalhas uma vez, enquanto nós, os de casa, incluindo ela, usávamos tantas vezes quantas fossem necessárias, até o dia de trocar. Identificando facilmente as toalhas, eu poderia colocá-las para secar e guardar para uma próxima vez, sem ter de lavar quatro toalhas a mais a cada fim de semana. A distinção facilitava minha organização nesse setor. Ocorre que ela não gostou do jogo de toalhas que destinei ao seu uso. Achou-as um pouco grossas e reclamou, sentindo-se discriminada. Até hoje essa escolha infeliz me atormenta. Se soubesse que isso faria tanta diferença, teria organizado diferente. E assim foi acontecendo com tudo de que ela não gostava. Essas comparações, essas insatisfações, essa ideia de que eu não a tratava como aos demais, fizeram-me perder parte de minha espontaneidade em relação às coisas que lhe diziam respeito. E também a outras que a afetavam, manifestadas por cenas de ciúmes em relação às atenções que eu dava à minha filha, às amigas, e até mesmo ao meu cachorro. "Ela gosta mais do cachorro do que da mãe! Para ela a mãe é o mesmo que um monte de merda!" Eu não compreendia o motivo desses desabafos e muitas vezes me sentia muito infeliz. Comecei a me policiar para não errar, sem saber, contudo, o que exatamente poderia desagradá-la. Pior ainda, eu mesma comecei a me preocupar se não estaria, de fato, tendo má vontade em relação a ela. O que talvez não fosse tão desmedido diante das circunstâncias difíceis em que vivíamos.

Implicâncias à parte, retorno aos fatos.

No final do mês de junho encerrou-se o tempo de estada de meu filho e nora na França. Estava se aproximando a hora de voltarem. Antes, porém, eles iriam fazer uma última incursão por alguns lugares que ainda queriam conhecer. Minha mãe estava animadíssima com a possibilidade de rever o neto, e nós nos aproveitávamos desse mote para ultimar os preparativos de sua mudança. Por conta de uns acertos domésticos e financeiros, minha mãe voltou a São Paulo por poucos dias, em companhia de meu marido. A correspondência desse período mostra o quanto essa trégua me foi benquista.

25/6/98

Oi, pessoal!

Hoje o dia amanheceu muito diferente! Ontem, após um banho de lavar a alma, me deitei ao som de uma seleção de Carlos Gardel. Tive um sono de anjo! (Imagino que anjo durma muito bem.) Acordei ainda com os acordes (até que faz sentido, né?) do tango de Gardel na cabeça. Uma delícia!

E vocês? Imagino a correria. Talvez este meu último e--mail vá dançar. Ou será que o minitel vai esperar por mim? E se neste momento ele já estiver passeando pelas ruas, nos braços do Paulo? Ou encostadinho lá na agência, esperando uma nova adoção? Vai saber o que se passa nessa terra de De Gaule...

Se vocês ainda receberem este, saibam...

Não dá para negar, naquele momento eu estava necessitando de férias de mãe.

Mas, como nem tudo pode ser perfeito, estava também começando a ter férias de filho e nora. Por motivos alheios à nossa vontade, a última mensagem que recebi deles, no dia 24, não deixava claro quando nossa correspondência seria interrompida. Em minha mente ela apenas agonizava. Alonguei a esperança por mais dois dias, até me convencer de que esse espaço, que eu aproveitei ao extremo, se fechara.

26/6/98

Oi dois!
Cadê vocês? Onde foi que vocês se esconderam?
No dia 24 vocês disseram: "Acho que ainda há tempo para mais uma troca de e-mails, não?" Eu respondi: "Recebi seu último e-mail..." Mas era brincadeirinha, eu não estava falando sério.
E agora? Cadê vocês?

Antes que meu filho e minha nora voltassem, tive a ideia de imprimir os registros de nossa correspondência, que se transformou num volume com quase duzentas páginas, que eu intitulei: "Campinas *on-line avec* Estrasburgo – Uma História de Amor". O resultado nos foi extremamente gratificante. De quando em quando, algum de nós, movido por algum sentimento especial, retoma esses escritos e recorda os bons momentos que eles eternizaram.

Quando penso na atitude impulsiva que me levou – a despeito da confusão em que vivia com mamãe – a organizar toda aquela amorosa correspondência, suponho que o tenha feito movida por algum forte apelo, naquela ocasião, inconsciente. Hoje arriscaria dizer que essa deve ter sido uma tentativa de capturar, na cumplicidade das palavras trocadas, o calor que aquecia minha alma então sedenta de compreensão e carinho. Assim como esta, outras poderiam ter sido as motivações; no entanto, isso eu asseguro, jamais poderia ter imaginado que quatro anos depois iria reviver, por meio desses escritos, momentos tão delicados da minha relação com minha mãe naquela época. Nem, tampouco, suspeitar o motivo que me levaria a fazê-lo.

São os meandros da vida marcando nossos caminhos.

O IMPONDERÁVEL

Há razões,
se as procurarmos encontramo-las sempre,
razões para explicar qualquer coisa nunca faltaram,

mesmo não sendo as certas,
são os tempos que mudam,
são os velhos que em cada hora envelhecem um dia,

é o trabalho que deixou de ser o que havia sido,
e nós que só podemos ser o que fomos,
de repente percebemos que não somos necessários ao mundo,

se é que alguma vez o tínhamos sido antes,
mas acreditar que o éramos parecia bastante, parecia suficiente,
e era de certa maneira eterno pelo tempo que a vida durasse,
que é isso a eternidade, nada mais do que isso.

José Saramago, *A caverna*.

O período de transição de São Paulo para Campinas foi de incrível turbulência. Em parte pelas alterações de comportamento que minha mãe apresentava, em parte pelo meu despreparo em lidar com elas. Sem medo de exagerar, diria que esse foi um período marcado por toda sorte de conflitos, desentendimentos e contrariedades de parte a parte.

No âmbito doméstico, ficou muito difícil sustentar um clima de harmonia e de descontração nas relações. Qualquer situação de confronto, por mais banal que fosse, poderia desencadear em minha mãe uma crise de ira, mágoa e ressentimento. Irritada e inconformada, sua reação mais corriqueira era dizer que queria ir imediatamente para sua casa, condição que a mim soava como chantagem, uma vez que dificilmente eu poderia aceitá-la. Só sei que eu vivia pisando em ovos: por um lado procurava atendê-la, por outro tentava evitá-la.

Socialmente, as coisas também adquiriam outro tom. Aqui o foco era o constrangimento. Sem saber que ela estava perdendo a noção de adequação quanto ao modo de se comportar em situações sociais, houve momentos em que me senti constrangida com algumas atitudes que considerava serem inconvenientes. Embora fôssemos duas pessoas distintas, isso me afetava, e não sabia muito bem o que fazer para respeitá-la e, ao mesmo tempo, respeitar aqueles que se viam envolvidos nas situações embaraçosas que ela criava.

Por exemplo, eu deveria saber que numa festa, se ela bebia desmedidamente, era porque já não sabia parar. Mas como poderia eu ter sabido disso se, até então, minha mãe sempre bebera nas festas e não raro ficava bem alegrinha, sem que isso nos causasse qualquer estranheza? Acontece que ela não perdera apenas o controle do quanto beber, mas, também, do que poderia dizer quando o fazia. E isso era bem mais complicado. Sem contar o fato de que havia certa restrição medicamentosa em relação à ingestão de bebidas alcoólicas.

Outra atitude de mamãe que se tornou exagerada numa reunião social foi sua preocupação em comer. Ao ver a comida, ela se mostrava por demais ansiosa para ser servida e visivelmente preocupada em saber se nós, os seus, estávamos comendo. Eu, na função de moderador, tentava tranquilizá-la, dizendo-lhe que havia comida suficiente para todos, era só aguardar. Só que ela se impacientava – de forma nada discreta – ao ver que havia outras pessoas sendo servidas antes de nós. Ou seja, as festas a que ela ia passaram a ser um problema para mim. Como ela não aceitasse a presença de uma pessoa estranha como companhia, ficávamos diante de um dilema entre duas sempre desvantajosas soluções: ou ela ia também, ou nós ficávamos em casa.

Sempre que penso nos dissabores dessa fase, pergunto-me se poderia, de alguma forma, tê-los evitado. A resposta mais óbvia que me ocorre dar é a de que saber que ela agia mal por absoluto descontrole emocional decorrente de uma doença teria feito toda a diferença. Sim, porque, enquanto eu atribuía suas atitudes a um mero e consciente recrudescimento de caráter, indispunha-me contra ela, responsabilizando-a, indevidamente, se bem que silenciosamente, pelo constante mal-estar que causava.

Muitas das situações geraram de minha parte ressentimentos que, com um pouco mais de sagacidade, talvez pudesse ter evitado. Mais que isso: se soubesse, deveria ter evitado. Mas o que é que eu tinha de saber? Simplesmente que ela estava doente. Que já não tinha controle sobre seu comportamento. Que muito do que eu queria para nós dependia mais de mim do que dela.

De qualquer modo, o cerco ia se fechando. Tudo passava a girar em função de suas cada vez mais restritas possibilidades. Assim conduzidas as coisas, para que minha vida voltasse ao normal, a vida dela precisaria voltar ao normal. Não nas bases de antes, mas em outras bases. Na minha avaliação, a maior parte dos problemas se resolveria se ela aceitasse uma pessoa como companhia. Para tanto, ela precisaria admitir que precisava de alguém, e isso parecia ser-lhe muito difícil. Na verdade, mesmo dependendo de meus cuidados, ela sempre insistiu em afirmar e reafirmar que era independente e que graças a Deus não precisava de ninguém. Em termos práticos, eu sabia que, enquanto me mantivesse na retaguarda, ela não iria sentir essa necessidade, sobretudo porque o que ela mais queria era estar o tempo todo comigo.

Tais condições para mim, no entanto, eram por demais desgastantes. Sobretudo porque ela se magoava com minhas escusas, não compreendia que algumas de minhas atividades exigiam privacidade. Mal se via sozinha queria saber onde eu estava, o que eu estava fazendo, por que eu não aparecia. "O que ela fica fazendo lá no escritório? Por que não sai de lá?" Sabendo que isso a incomodava, sempre recorrendo à racionalidade, eu tentava explicar-lhe que as relações entre pessoas que moram junto são diferentes daquelas que se tem com uma visita. Uma visita merece toda nossa atenção, porém tem hora para chegar e hora para ir embora. As pessoas que moram sob um mesmo teto não podem estar o tempo todo envolvidas umas com as outras. Privacidade é uma condição vital ao equilíbrio da relação. Sem saber que sua insegurança e seu desconforto eram causados pela doença, eu atribuía sua necessidade de apego à sua inexperiência em partilhar seu espaço com outras pessoas, tendo em conta que boa parte de sua vida ela morara sozinha.

Assim sendo, não é difícil entender por que eu ansiava pela sua mudança para o novo apartamento. Sabia que era preciso tentar criar uma situação na qual ela voltasse a ser relativamente independente. Para o bem dela, para o meu e de todos os que gravitavam em torno de nós. Acreditava que, uma vez lá, ela acabaria percebendo algumas vantagens para si mesma, posto que teria suas próprias coisas para fazer e poderia voltar a administrar parte de seu tempo. Bastaria que ela se adaptasse, pensava eu. E, sem mais delongas, aceitasse alguém para facilitar-lhe a vida. Aí seria perfeito!

Se dependesse dela, no entanto, tudo ficaria do jeito que estava. Apesar de aceitar a ideia de morar sob seu próprio teto, creio que ela já intuía que não teria condições de fazer isso estando sozinha. Mesmo assim, a tentativa foi feita. E, no resultado, computaram-se erros e acertos.

Entre o mês da mudança para o apartamento, julho de 1998, e o do diagnóstico sobre a doença, abril de 1999, muitas coisas se passaram. Algumas muito boas, outras realmente muito ruins.

Não fora a doença, as nossas chances de sucesso teriam sido, realmente, muito grandes. Mas, não fosse a doença, esta seria uma outra história.

Trégua fugaz

Em meados de julho chegaram os móveis de mamãe. Dez dias depois, com o apartamento mobiliado, fizemos sua mudança oficial. No dia seguinte, seu neto voltou ao Brasil. Foi um tempo de comemorações. Muita animação, muita alegria, muita esperança!

Eu me via um pouco atrapalhada. No dia em que chegaram os móveis, uma crise de menisco levou-me a operar o joelho. Assim, a arrumação do apartamento e a reunião de boas-vindas ao jovem casal eu as fiz com uma certa dificuldade no período pós-operatório. Quando, afinal, tudo se acalmou, eu só pensava em descansar. E, pelo jeito que conduzi as coisas, acreditava mesmo em novos tempos, tanto que levei Ariel, minha labradora, que já estava com mais de três anos, para cruzar. No final de setembro, tínhamos nove vigorosos e famintos filhotes sob nossa guarda. A família toda se envolveu com o acontecimento, éramos marinheiros de primeira (e última) viagem. Minha mãe, sem dúvida, ficou muito impressionada com tanto burburinho em torno da ninhada e, de quando em quando, me perguntava: "Quantos filhotes nasceram?" "Nove, mamãe." Ao que ela invariavelmente respondia: "Tudo isso!?"

O tempo que a Ariel levou para gerar seus filhotes foi o tempo que tivemos para perceber que a situação em que minha mãe se encontrava parecia ser muito mais complicada do que havíamos imaginado.

Em agosto a levamos para uma consulta com seu geriatra em São Paulo. Diante do quadro que eu lhe apresentava, ele aconselhou que consultássemos algum especialista que fosse capaz de identificar que tipo de distúrbio mamãe vinha apresentando, se mental ou nervoso. Uma crise mais severa, logo no início do mês de setembro, fez com que optássemos pela psiquiatria. No espaço de dois meses, depois de consultarmos três diferentes profissionais, decidimos por aquele que orientou seu tratamento enquanto ela morou em Campinas.

Durante o período que cuidávamos disso e sem ter clara noção da gravidade de seu problema, coisa que só veio a ser esclarecida em meados de abril do ano seguinte, íamos acompanhando sua adaptação à nova morada. Sem desmontarmos o apartamento em São Paulo, para não criar uma situação que ela viesse a considerar definitiva, fomos ultimando a arrumação do apartamento de Campinas, que logo passou a prescindir apenas de detalhes.

Apesar da ansiedade com que lidava com as pessoas que vinham ao apartamento prestar serviços, mamãe estava conseguindo organizar o espaço a seu gosto. Sem demora, o apartamento foi adquirindo suas marcas. Instalamos armários embutidos, grades nas janelas, compramos algumas coisas menores que ainda faltavam, tudo de acordo com suas preferências, que nem sempre eram as minhas. O que me faz lembrar que nesse momento ela ainda sabia bem o que queria e como queria que as coisas ficassem, mesmo que isso contrariasse nossa opinião.

Sem medo de errar, diria que, apesar de seu baixo nível de tolerância a contrariedades, minha mãe estava satisfeita com a maior parte das coisas que a nova situação lhe propiciava, sobretudo quando essas envolviam a presença de pessoas da família. Poder receber visitas em sua casa era um ponto alto, sobretudo quando se tratava dos netos, com quem também saía vez por outra. Trabalhando no mesmo bairro onde morávamos, meus filhos tinham facilidade em dar uma passadinha na casa da avó para jantar ou tomar um lanche com ela. Embora mamãe já não cozinhasse mais, ao saber que eles viriam, aprontava a mesa, preocupava-se com o que poderia lhes oferecer e nunca se esquecia de perguntar se queriam dividir as despesas, caso eles houvessem comprado alguma coisa pronta para comer.

Com a minha orientação, ela foi formando novos hábitos. Passou a frequentar o salão de beleza, o restaurante, aprendeu a ir ao banco que ficava a quinhentos metros de sua casa. Não tardou a fazer amizade com uma vizinha, alguns anos mais nova que ela, que também estava morando sozinha. Nos finais de semana eu ia buscá-la. Aprontávamos sua malinha, e ela vinha para minha casa. Assim contando, é como se essas coisas todas tivessem tido uma longa duração e houvessem ocorrido num clima de normalidade. Na verdade, não foi bem assim.

Findo o período das novidades, começou a haver uma certa acomodação e, com esta, alguma regularidade. Paulatinamente, minha mãe foi deixando claro o que queria e o que não podia suportar. Falávamos várias vezes por dia pelo telefone e em algum momento eu aparecia para vê-la ou para buscá-la para fazermos alguma coisa juntas. Seu movimento não se deu, contudo, no sentido de uma progressiva independência, como eu esperava. Diria que os problemas não desapareceram, apenas mudaram de endereço. Deixei de ter alguns tipos de preocupação e passei a ter outros.

Ao mesmo tempo que ela parecia satisfeita com o fato de voltar a ter a sua própria casa, não lhe agradava o fato de voltar a passar boa parte do tempo sozinha. Nos meus planos, a melhor solução seria encontrar uma pessoa que pudesse ajudá-la no que ela necessitasse. No entanto, não era bem isso o que ela queria. Continuava com suas restrições quanto a contratar uma empregada para fazer o serviço diário. Quanto à conveniência de uma acompanhante, não havia nem como cogitar. Não tardei a descobrir, na prática, o que isso significava para mim: a mudança que fizéramos me conferira a responsabilidade de zelar por uma segunda casa, com direito a realizar todos os afazeres domésticos. Eu não conseguia ficar contente com isso e sabia que era preciso mudar. No entanto, só admitiria fazê-lo com o seu consentimento. Enquanto isso não acontecia, via-me correndo de um lado para outro, tentando apagar o fogo do incêndio. Esse ritmo acelerado marcou minha atividade nos primeiros nove meses de sua permanência no apartamento. Ao final dessa difícil gestação, alguns dias antes de recebermos o diagnóstico sobre a causa do mal que a acometia, encontramos, finalmente, uma pessoa que se encaixava plenamente no perfil desejado, a quem minha mãe logo se afeiçoou. Uma enfermeira aposentada, com experiência no trato com pessoas idosas, que aceitou cuidar das necessidades de minha mãe, desde cuidados pessoais até a tão necessária companhia. A partir de então, muitas coisas mudaram, a princípio para melhor; na verdade, para muito melhor. A presença dessa auxiliar se fez sentir como um verdadeiro bálsamo.

O período que antecedera sua chegada fora, de longe, o mais conturbado, o mais difícil e, certamente, o mais conflituoso que tivemos. Enquanto minha mãe, sozinha, debatia-se com os fantasmas que só ela mesma conhecia, eu, de certo modo, também sozinha, me desesperava, já nem tanto pelo excesso de trabalho que tinha, mas pela insegurança que sentia face aos destemperos de seu comportamento e à dubiedade de meus sentimentos para com ela. Jamais em minha vida me vira em situação semelhante a essa. Sabia o quanto minha mãe dependia de mim e sabia que jamais a abandonaria; no entanto, eu já não sabia como suportar as constantes situações de enfrentamento que ela criava e isso me fazia almejar, ardentemente, pelos momentos em que poderia ficar longe dela.

Tais sentimentos me mortificavam, nada do que eu fazia parecia ter sentido, agia como se estivesse à mercê de forças antagônicas que, incessantemente, se confrontavam dentro de mim, de modo que qualquer atitude que eu tomasse seria criticada pela parte de mim mesma que se sentisse contrariada. Fiquei insegura e assustada com algumas coisas que pensava. Cheguei a considerar se, de fato, eu amava minha mãe. Essa foi, sem dúvida, a mais cruel pergunta que eu fiz a mim mesma e a que mais me alarmou. Como eu poderia pensar uma coisa como essa? Apesar da vergonha e indignação que sentia para comigo mesma, era nisso que eu pensava. E se eu realmente não amasse minha mãe? Haveria quem não o fizesse? O que estava acontecendo comigo? O que havia acontecido em nossas vidas? Por que as coisas haviam se tornado tão terríveis? Como mudar tudo isso ao sabor de tanta pressão?

Na verdade, não encontrei as respostas que queria, não pelo menos quando delas mais precisava.

Poder contar com a presença da enfermeira atenuou em muito a gravidade de todos esses problemas, principalmente pelo fato de minha mãe logo ter-se afeiçoado a ela, a ponto de querer que ela ficasse por mais tempo em sua companhia. A experiência de trabalho dessa senhora, além de habilitá-la aos cuidados gerais necessários, também lhe permitia administrar os remédios e, o mais difícil, compreender em que medida o comportamento antissocial de minha mãe, em algumas situações, advinha mais de seu estado de saúde do que de alguma razão pessoal. Desde que minha mãe viera para Campinas, esse foi, sem dúvida, um período de trégua no qual todas as pessoas envolvidas, a começar por mamãe, pareciam estar satisfeitas.

Acreditei que conseguira, finalmente, engendrar as condições que eu considerava ideais para que minha mãe reencontrasse seu equilíbrio, e eu, o meu.

O imponderável

Ela voltara a morar em sua própria casa, com todo o conforto, num ambiente limpo e bem cuidado; tinha seu telefone, para qualquer eventualidade ou emergência; contava também com algumas pessoas do prédio para dois dedos de prosa; e, mais importante de tudo, com uma companheira que preenchia parte de seu dia e permitia que ela tivesse outra parte livre, como ela tanto gostava. Podia sair em segurança para ir ao banco, ao mercado, à padaria, ao cabeleireiro, ou apenas para dar uma volta e tomar a fresca. Os fins de semana, passava-os em minha casa, em companhia dos que lá estivessem.

Liberada do compromisso de providenciar pessoalmente que minha mãe comesse, tomasse os remédios, se banhasse, enfim, cumprisse a rotina de seu dia a dia, pude dedicar-me com mais calma aos trabalhos externos que sua situação demandava, tais como serviços de banco, farmácia, supermercado, visitas a médicos e demais providências que se faziam necessárias. Não precisando fazer tudo o que antes fazia, eu podia, ao chegar, sentar-me com ela, conversar, brincar e depois voltar para minha casa com certa tranquilidade. Ao despedir-me dela eu já não me sentia tão oprimida como antes, porque, finalmente, eu a deixava em segurança, e ela, amparada, já se despedia de mim com naturalidade, quase como nos velhos tempos.

Eu me sentia muito animada e recompensada. Valera a pena a insistência para preservar ainda por algum tempo uma relativa privacidade para minha mãe. Tudo concorria para corroborar a minha tese de que a principal coisa que nos faltava havia sido conquistada. A inclusão dessa auxiliar em nossa família soava como extremamente benéfica, não apenas no sentido de diminuir minha carga de trabalho mas, sobretudo, reduzindo o meu grau de ansiedade e preocupação.

Embora em minha presença mamãe ainda se mantivesse séria e um tanto fechada, fiquei sabendo por terceiros que ela se mostrava alegre, ria, conversava, gostava de sair para tomar sol, passear na rua, sentar-se no jardim. Mais despreocupada, passei a dormir melhor e, à medida que fui relaxando, voltei a alimentar algumas boas ilusões. Fugazes, no entanto, pois não tardou muito para que a realidade nos mostrasse que o rumo das coisas tomava uma nova e insuspeitada direção.

Sem saber, nós nos avizinhávamos de uma nova fase, desta feita com características bem diferentes e, agora sim, mais que nunca, incontornáveis. Uma ressonância magnética e uma tomografia computadorizada sugeriram o Mal de Alzheimer como a causa mais provável do comportamento estranho que minha mãe vinha apresentando.

À beira do abismo

Na verdade, eu nunca ouvira falar dessa doença; só vim a saber de sua existência depois de ter lido um fôlder explicativo. Impressionada pelo reconhecimento, em minha mãe, dos sintomas ali descritos, iniciei uma intensa busca de informações, em parte desestimulada pelo médico, que acreditava que, para um leigo, saber em demasia sobre a doença sem ter uma boa retaguarda talvez fosse pior do que pouco saber. Certamente ele tinha suas razões, e eu, as minhas. Nos livros, o quadro que se descreve para o Alzheimer é devastador. Contudo, talvez por seu caráter impessoal e descritivo, as informações que se obtêm por meio de relatos científicos, embora possam gerar certo temor e ansiedade, não possibilitam entrever o que significa lidar pessoalmente com uma pessoa assim transtornada. De qualquer forma, elas nos antecipam algumas coisas que vão acontecer. Isso, por um lado, pode parecer um tanto assustador, alarmante, mas, por outro, pode nos trazer certa tranquilidade, uma vez que esclarece e permite prevenir alguns percalços. De qualquer modo, se algumas coisas já são horríveis antes de conhecer sua natureza, depois de saber que não haverá retorno, quase tudo fica muito pior.

Com ou sem teoria, o certo é que, a partir desse diagnóstico, nós, embora muito chocados com as desalentadoras perspectivas, tivemos três exatos meses para uma relativa acomodação. Orientados pelo médico, mantivemos o esquema do apartamento e ampliamos a jornada da acompanhante, de modo que mamãe não dormisse mais sozinha. As coisas, embora difíceis, pareciam manter-se sob controle, e eu, na medida do possível, procurava permanecer tranquila. Essa tranquilidade foi bruscamente interrompida na manhã do dia 16 de julho seguinte, data em que fui despertada por um telefonema da enfermeira, comunicando que mamãe sofrera uma queda no quarto e deveria ser imediatamente conduzida ao hospital. A partir de então, tudo parece ter-se precipitado vertiginosamente. Agora, sim, minha mãe transparecia estar gravemente doente. Cheguei a pensar que seu estado se avizinhava da morte, tão mal a vi naquele período de internação.

Mas tudo não passou de um mau presságio. Poucos, mas longuíssimos dias depois, minha mãe saía do hospital, relativamente imobilizada por uma discreta fratura na bacia, com o rosto marcado por uma mancha arroxeada que lhe circundava o olho direito e mais alucinada e descontrolada do nunca. Desta feita nem o psiquiatra pôde nos ajudar. Ali começava uma nova etapa no trato com sua doença.

A primeira providência prática que tomamos foi a de contratar mais uma auxiliar. Desta feita, para fazer o serviço doméstico, liberando a primeira para atender a outras providências mais específicas e emergenciais. As adaptações que fizemos para atendê-la em suas novas necessidades causaram visível transformação no ambiente em seu apartamento. A cama que comprarámos, tão bonita, foi substituída por uma cama hospitalar. O colchão recebeu um cobertura tipo caixa de ovo. O banheiro foi preparado para que ela pudesse tomar banho sentada. Uma cadeira de rodas e um andador denunciavam sua dificuldade para se locomover. A compra de fraldas descartáveis incorporou-se à nossa rotina, bem como o uso de luvas cirúrgicas para os procedimentos de higiene.

Mesmo depois que ela voltou a se locomover com mais liberdade, a rotina que havíamos estabelecido alterou-se radicalmente. Durante um longo período minha mãe ficou reclusa no apartamento, só saindo para ir ao médico e para cuidar dos pés. Até mesmo os passeios de fim de semana em minha casa foram desaconselhados pelo seu médico. O período em que ela ficara internada havia sido traumático e, agora, ela precisava que lhe garantíssemos uma rotina mais tranquila, livre de maiores interferências. Nas poucas vezes em que insistimos em contrariar essa recomendação, levando-a para outro ambiente, observamos que ela se mostrava transtornada e custava a se acalmar. Também se desorganizava se recebesse visitas. Depois de as pessoas irem embora, ela mostrava-se irrequieta, procurando-as reiteradamente por todos os lugares, perguntando onde estaria aquela gente que ali estivera. Passou a demonstrar medo e algumas vezes parecia estar sendo vítima de alucinações.

Essa queda constituiu-se num nítido marco divisório na evolução do quadro da doença. No período subsequente à internação, minha mãe passou a demonstrar uma perda sensível em suas capacidades mentais. Foi nessa fase que comecei a desconfiar de que nem sempre ela me reconhecia. Hoje, revendo as anotações diárias feitas pela enfermeira nos dias que precederam a queda, observo que em meio às coisas normais que fazia, ela já vinha apresentando alguns sinais de que se encontrava um pouco mais perturbada do que de costume.

Não obstante, a situação que mais me impressionara nesses dias não estava anotada no caderno. Acontecera numa tarde, em fins de junho, em que minha mãe, minha filha e eu passáramos bom tempo conversando. Assim que minha filha se foi, minha mãe me fez uma pergunta desconcertante: "Você conhece essa moça?" "Sim, mãe! É a Ana Paula, minha filha... Sua neta, mamãe!" Confesso que me é difícil relatar o que me passou pela cabeça naquele momento. Não posso dizer que tenha sido tomada de surpresa, pois eu já sabia que um dia isso iria acontecer. Mas, por mais estranho que possa parecer, creio que não foi tristeza que senti. Talvez eu tenha ficado um tanto fora de mim, como se tivesse sido anestesiada. Esse torpor não me impediu, contudo, de continuar ouvindo sua voz a tecer um admirado elogio: "Bonita, não!?" Estranhamente, de alguma forma, o fato de minha mãe demonstrar essa inconsciência, ao mesmo tempo que me apavorava, soava para mim como um passo rumo à sua libertação. Ter consciência das coisas que vinham lhe acontecendo me parecia, de longe, ser muito pior.

Esse sinal de perturbação mental foi, sem dúvida, aquele que mais chamou minha atenção e ficou fortemente gravado em minha memória. No entanto, no período que antecedera a queda, outras coisas menos chamativas, mas talvez já muito significativas, estavam acontecendo. Hoje, instigada pelo interesse em compreender o que se passava com ela, constato que nesse dia em que não reconheceu a neta, ela acordara dizendo que não podia parar em pé de tanto sono. Três dias depois, ela queixou-se de dor e disse sentir alguma coisa esquisita na cabeça. Passados dois dias, ela criou um problema preocupante ao trancar-se no apartamento, impedindo nosso acesso. Esse incidente nos levou a esconder dela as chaves. No dia seguinte, foi anotado que ela se recusara a brincar com o dominó, dizendo que estava com muita dor. Foi também nesses dias que ela passou a preocupar-se exageradamente com sua bolsa, não largando dela nem para dormir. Mostrava-se também muito intrigada com pessoas que nós não víamos, mas que, segundo ela, estariam ali no quarto mexendo em suas coisas. Além disso, não estava dormindo bem à noite, levantando-se várias vezes para procurar aquelas coisas e as chaves.

Assim reunidos e analisados à luz da crise deflagrada a partir da queda no quarto, pode-se estranhar que não houvéssemos atentado para o fato de algo de ruim que se avizinhava. Mas, em primeiro lugar, não era de agora que mamãe nos surpreendia com suas manias e, além disso, nesses dias também apresentara comportamentos positivos. Algumas anotações revelam que por vezes ela se mostrara disposta e alegre, querendo brincar. Deve-se levar em conta, também, que não tínhamos preparo suficiente nem qualquer familiaridade com a doença para interpretar ao pé da letra o que realmente se passava com ela, embora fosse evidente que ela não vinha passando muito bem.

Voltando ao rol dos fatos que precederam a crise deflagrada pela queda, percebo que foi nos primeiros dias de julho, ao receber visitas de parentes que vieram de São Paulo, que minha mãe mostrou-se visivelmente perturbada, depois que todos haviam ido embora. Queria encontrá-los pelo apartamento, como se eles houvessem ficado por ali escondidos e nada a convencia do contrário. Nos dias posteriores, ela alternou períodos de muito recolhimento, nos quais queria ficar apenas deitada, com momentos de forte e visível agitação.

No dia que antecedeu a queda, ela se mostrou nervosa e impaciente, ligando várias vezes para minha casa. Na madrugada seguinte, acordou a enfermeira, dizendo-lhe que alguém a chamava. Às 6h50 foi encontrada caída no quarto. Estava consciente, tinha o rosto ensanguentado e não conseguia levantar-se.

A gota-d'água

Foram sete meses o tempo em que sustentei um esquema doméstico para cuidar de minha mãe, reconhecidamente doente.

Mantida sob o controle de medicamentos psiquiátricos e assolada pelo agravamento da deterioração cerebral, minha mãe foi cada vez respondendo menos às demandas que lhe fazíamos. Convencidos da irreversibilidade do quadro, agora sabíamos que as perdas que sofria seriam sempre progressivas. Quando descobríamos uma brecha, uma possibilidade de interação, nós a explorávamos à exaustão. Foi assim com o desenho com giz de cera, com a cópia de palavras, com os *puzzles*, com os jogos de bingo e dominó, dos quais ela acabou se desinteressando, como o fez com todas as atividades que lhe demandassem algum empenho pessoal.

A vontade de fazer com que ela participasse de algo coletivo, que se mantivesse em contato conosco, que se distraísse um pouco era tanta que embotou nossa perspicácia. Estávamos tão atentos às migalhas de sua atenção, tão interessados em agradá-la de alguma forma, que muitas coisas que a afligiam nos passaram despercebidas, só fazendo sentido tempos mais tarde. Tudo se passava como se tivéssemos apenas uma vaga consciência de que estávamos a blefar contra um sagaz adversário, sabendo, no fundo, que seria sua a última cartada.

Se tivesse de apontar uma causa concreta, se tivesse de dizer qual foi a gota-d'água que resultou na internação de minha mãe, diria que foi nossa inabilidade em lidar com a rebeldia de seus intestinos que respondiam cada vez menos aos nossos cuidados. Já não sabíamos a que mais recorrer: tomava Nujol, Metamucil, comia aveia, mel, fibras, verduras cozidas, mamão, banana, pasta de ameixa preta. Parece que nada mais surtia efeito. A retenção prolongada das fezes em seu corpo lhe causava muito sofrimento. Ela ficava circulando ao redor da mesa da sala, passando a mão no ventre, repetindo sem cessar que tudo estava horrível. Quando conseguia finalmente evacuar, relaxava por uns dias. Quando não conseguia, precisávamos levá-la ao hospital para que os fecalomas pudessem ser retirados mecanicamente.

Assim, ora por causa dos intestinos, ora por causa de uma febre, ora por conta de alguma dor insuportável, a frequência com que a estávamos levando ao pronto-socorro ficava cada vez maior. Nem sempre essas consultas se justificavam, mas como saber de antemão se o problema do momento tinha ou não gravidade? Seja lá como for, esse vai e vem sempre a transtornava, sobretudo pela dificuldade que tínhamos para transportá-la. Colocar mamãe dentro de um carro estava se tornando impraticável. Além de não ter domínio dos movimentos, ela quase já não tinha flexibilidade. Não conseguia mais abaixar a cabeça, dobrar as pernas, ajeitar o corpo. A impressão que dava é de que seus músculos haviam formado uma carapaça dura em torno dos ossos, conferindo-lhe a aparência de um manequim: restava-lhe apenas capacidade para trocar as pernas ao andar e mal dobrar os joelhos ao sentar. Quando a deitávamos, permanecia na posição em que era colocada. Para garantir-lhe um maior conforto, era preciso ajeitar-lhe as pernas, mexer com elas tentando articulá-las até que se acomodassem numa posição mais distendida. Assim ela ficaria até ser novamente retirada dali, sem se mexer, sem procurar uma outra posição mais cômoda, mais relaxada. A situação era sempre angustiante. Para ela e para todos nós que percebíamos o quanto tudo isso lhe estava sendo penoso.

À medida que o tempo passava, sentíamo-nos cada vez mais impotentes. A roda-viva parecia haver-se desgovernado. A tensão crescia. Havíamos chegado a um impasse e eu não sabia como sair dele. Estava claro que, para o bem-estar de minha mãe, alguma coisa teria de ser mudada. O esquema que havíamos criado dava mostras de que não se sustentaria por muito mais tempo: o desgaste físico e emocional para atendê-la tornava-se cada vez maior. Estava visível que ela sofria cada vez mais. Algo dentro de mim me dizia que eu estava perdendo minha mãe;

pior que isso, que eu não estava conseguindo dar-lhe qualquer tipo de conforto. Ela piorava a olhos vistos e eu, a principal responsável por ela, não sabia mais o que fazer para socorrê-la. Tudo estava ficando difícil e pesado. Ela não aguentava mais tanto sofrimento e eu não suportava mais tudo que lhe estava acontecendo.

Por mais apoio que encontrasse em meu marido e filhos, sabia que a tomada de decisões sempre dependia de mim, do meu discernimento e já me sentia muito cansada, muito confusa, muito comprometida para perceber com clareza, em tantas frentes, o que devia fazer em cada momento.

A condução que dei à questão resultou, surpreendentemente, na opção de internar mamãe, por um breve período, numa clínica especializada em cuidar de pacientes com Alzheimer. Digo surpreendente porque nunca antes havia considerado tal possibilidade. Digo por um breve período, porque foi essa a orientação que nos foi dada naquele momento. Confiar o tratamento de minha mãe a essa clínica parecia ser uma medida muito mais apropriada e compatível com suas necessidades do que prosseguir no esquema de atendimento domiciliar que vínhamos realizando.

No entanto – e aqui se revela o que para mim era o lado perverso da história –, eu sabia que esse passo rumo ao desconhecido, reconhecidamente radical e dramático – e, insisto, nunca dantes cogitado –, fazia-me vislumbrar aspectos positivos que também me favoreceriam.

Eu antevia que algum resultado positivo no tratamento de mamãe me possibilitaria pensar com mais calma no que fazer, tomar fôlego e entender melhor a situação. Confiar o tratamento de minha mãe à clínica, eu supunha, poderia abrir para mim um espaço físico e psicológico para respirar melhor, acalmar-me um pouco e recompor as forças que já me faltavam. Deixar minha mãe na clínica significava também que eu ficaria mais livre, que poderia me ocupar de outras coisas, que poderia voltar a cuidar de minha casa, do meu marido, dar mais atenção aos meus filhos.

Isso tudo, em lugar de me confortar e animar, deixava-me apavorada. Afastar mamãe de nosso convívio, mesmo que por um breve período, parecia-me, em si mesmo, um ato tão brutal! Na minha mente tudo se passava como se eu tivesse o poder e o compromisso de fazê-la feliz, e eu não conseguia imaginar algo melhor para minha mãe do que ficar sob meus intensivos e desesperados cuidados. Sim, porque reconheço que não fui capaz de lidar com minha mãe doente sem me abater. Cuidei dela sofrendo terrivelmente. Tentei ser corajosa, carinhosa, prestativa, amiga, mas na verdade sentia-me dominada pelo medo, pelo pavor, pela insegurança, pelo desespero. Sentia o tempo todo um cansaço muito maior do que me parecia poder suportar. Ao mesmo tempo que queria estar ao seu lado, acudi-la, acalmá-la, queria estar longe, poder respirar, chorar, desanimar. Sem saber lidar com sentimentos tão contraditórios, sentia-me cada vez mais miserável. Não conseguia admitir as experiências díspares de querer ficar ao seu lado e de sentir alívio ao me despedir dela. Não me ocorria admitir que períodos de afastamento fossem necessários para que eu restaurasse alguma lucidez, alguma força.

Na minha insanidade, tinha certeza de que se – em vez de aliviar minha carga – pudesse optar por algo bom para ela que me ocupasse mais ainda do que já o fazia, tudo seria muito mais simples de aceitar e justificar. Eu não conseguia admitir que tivesse o direito de buscar uma certa tranquilidade, gozar de alguma paz de espírito, enquanto minha mãe estivesse doente e sofrendo. Nas oportunidades que tinha de fazer algo que não a incluísse, eu me sentia culpada. Parecia que, quanto mais eu me sacrificasse por ela, mais correta eu estaria sendo e também mais fiel àquilo que eu supunha que ela esperava de mim.

Não haveria uma forma de fazer algo que fosse bom para ela sem que isso me fosse também vantajoso? Ao optar pela internação, não estaria eu querendo livrar-me de um grande problema?

Sem admitir outra saída, naquele momento me parecia que apenas a morte de minha mãe poderia me resgatar para uma vida normal. Enquanto ela precisasse de mim, eu não tinha direito a nada – apenas tinha deveres. Dentre eles o mais importante: permanecer corajosamente ao seu lado. Não fosse assim, estaria pecando por omissão, estaria contrariando sua vontade, estaria descumprindo uma promessa feita a ela, a de nunca abandoná-la.

Até então, afastamento e abandono soavam para mim com um único significado.

Assim, enquanto a razão, com todos os seus argumentos lógicos, conduzia-me para o tratamento de mamãe em local especializado, meus sentimentos se contrapunham a tudo isso, acusando-me impiedosamente de ingratidão. A urgência de uma definição não permitia, contudo, que eu resolvesse tudo isso dentro de mim para depois decidir. Foi assim, dilacerada pela culpa, que ponderei todos os prós e contras da decisão que estava em vias de tomar.

Optei pelo racional.

O OUTRO LADO

> *... na véspera de Natal perdi minha velha mãe: uma dama de 90 anos, há mais de uma década envolta no véu de uma enfermidade que a despojava de memória, beleza e graça. Contemplar impotente enquanto ela se afastava de mim e da realidade foi a um tempo, fascinante, espantoso, e infinitamente triste. [...]*
> *Visitar a velha dama era mais suplício do que encontro, pois a cada dia estava mais mudada: por fim, nada lhe significavam mais meu rosto, meu nome ou minha voz. Era minha mãe e não era, vivia e não vivia na clausura da memória adormecida. Mas eu a cada visita esperava o impossível: que ainda uma vez o seu olhar me enxergasse, e que por um momento ela voltasse a amar em mim a sua filha.*
>
> Lia Luft, "Pessoal e Intransferível". Revista *VEJA*, 2005.

Nada do que relatei até então se compara ao que me proponho a escrever neste momento. Para mim, esta que se aproxima corresponde à parte mais sofrida de nossa história. Digo para mim, porque estou certa de que para mamãe o pior já ficara para trás.

Desde os primeiros dias a internação de minha mãe provou ser a melhor coisa que poderíamos ter feito por ela naquele momento. No entanto, o sofrimento moral que me foi infligido foi tão grande, a insegurança que senti foi tão profunda, a culpa me atormentou de tal forma que pensei que jamais me perdoaria por ter adotado medida tão radical. Apesar disso tudo, hoje, mediante os resultados que colhemos dessa vivência, minha opção seria exatamente a mesma: pela internação.

O outro lado

Embora eu já tenha me adiantado em alguns aspectos, quero retomar meu relato a partir do ponto em que, procurando uma solução para o impasse a que havíamos chegado nos cuidados para com minha mãe, foi-me sugerido conhecer o esquema de tratamento oferecido por determinada clínica geriátrica, especializada em cuidar de pacientes com Mal de Alzheimer.

> *... passado esse ponto, poucos quilômetros adiante, você vai ver à sua direita um desvio em rampa ascendente. No alto, uma indústria, cujo nome não me lembro. Mas não tem como errar: você vai sempre contornando à direita até tomar uma estrada de terra paralela à rodovia, no sentido contrário ao que você veio, como se estivesse retornando. Depois de passar pelo sombreado de um eucaliptal, você perceberá uma passagem de nível que a levará ao outro lado da estrada. Ao final dela, vire, mais uma vez, à direita, como se estivesse fechando um círculo. Pouco antes de completá-lo, você terá chegado à entrada da clínica. Se sentir dificuldade, ainda na estrada principal, pouco antes de chegar, há um local para descanso. É tranquilo, aprazível, apropriado para espairecer um pouco e ganhar coragem.*

A informação me fora dada com confiança e delicadeza por uma voz familiar, suave e amiga. A alusão ao local tranquilo e aprazível denunciava que, apesar da descrição minuciosa e precisa que fizera, a voz amiga sabia que não me seria tão fácil chegar ao destino.

Anotei tudo, cifradamente.

Meu marido foi dirigindo, eu orientando e, sem recorrer ao refúgio indicado, tomamos o atalho pela estrada de terra. Ao sair do túnel, antes mesmo de avistar a clínica, dei-me conta de que percorríamos o último trecho de nosso caminho. Na beira da estrada, parcialmente encoberta pelo mato que crescia, lembrando uma cruz em reverência a uma alma ali desgarrada, uma placa de trânsito amarela prenunciava, laconicamente, o que no fundo de minha alma eu mais temia: havíamos chegado a uma via sem saída.

Poucos metros adiante cruzávamos, angustiados, a entrada da clínica.

Tão logo entramos, fomos atendidos pelo médico geriatra responsável pela coordenação da equipe de atendimento médico e com ele tivemos uma longa, sofrida e angustiante entrevista. Após haver descrito detalhadamente a situação em que se encontrava minha mãe e a progressiva dificuldade, nos mais variados sentidos, que vínhamos encontrando para cuidar dela a contento, recebemos dele uma cuidadosa e detalhada explicação sobre o tipo de trabalho que ele e sua equipe desenvolviam no tratamento de pacientes demenciados, os quais constituíam a quase totalidade das pessoas ali internadas. A primeira medida a ser tomada, caso decidíssemos pelo tratamento, seria internar mamãe pelo período mínimo de um mês, ao final do qual ambas as partes, em função dos resultados obtidos, decidiriam sobre a continuidade ou não dessa conduta.

Nesse mês minha mãe seria submetida a uma avaliação global com o intuito de compreender seu atual estado físico, fisiológico, emocional e mental. Para tanto, seria necessário proceder a uma desintoxicação que permitisse percebê-la livre do efeito dos remédios que lhe vinham sendo ministrados pela psiquiatria. Só depois de decorrido esse período seria possível uma avaliação de sua real situação e a prescrição de uma conduta a mais longo prazo. A tão temida internação justificava-se plenamente, pois minha mãe ficaria sob os cuidados de toda uma equipe de profissionais que teriam condições de analisar, pela observação contínua, direta e orientada de seu comportamento, tudo o que se passava com ela.

Tais informações sobre a conduta que seria adotada no tratamento, a começar pela desintoxicação medicamentosa, ajudaram sobremaneira a darmos o primeiro passo em direção a essa nova fase. Ver os pacientes em sua rotina, saber que alguns deles lá haviam chegado em condições semelhantes às de mamãe e haviam tido sensível recuperação também influenciou nossa decisão no sentido de dar um voto de confiança a essa proposta que nos era oferecida. Pela primeira vez vislumbrava uma chance de reconduzir o tratamento de minha mãe para um patamar mais próximo do que eu supunha ser, digamos, uma condição de normalidade, qual seja, menos dependente das drogas que ela vinha tomando.

Para mim, tudo que me diziam que ali poderia ser feito fazia muito mais sentido do que aquilo que até então vínhamos conseguindo fazer por minha mãe, a começar pelas habituais avaliações, periódicas e fragmentadas, nas consultas que fazíamos a médicos de diferentes especialidades. Avaliações essas nas quais a anamnese, que já não pode ser feita pelo próprio paciente, mas sim por aqueles que cuidam dele, acaba tendo uma forte influência na condução do processo. Este era um aspecto no tratamento que sempre me havia intrigado. As alterações de humor de minha mãe eram tão constantes e suas queixas tão variadas, que eu sempre imaginava que dificilmente, no consultório, poderia relatar com fidelidade o estado em que ela realmente se encontrava.

Na tentativa de melhor informar o médico, houve ocasiões em que tentei fazer tabelas de suas horas de sono e vigília. Para nós, que cuidávamos dela, a instabilidade que constatávamos nos deixava atordoados, sem saber se deveríamos aceitar aquela falta de regularidade como normal ou se deveríamos interferir, forçando um horário para que ela cumprisse suas atividades. Nosso despreparo resultava nos ritmos mais estapafúrdios, a começar pelo horário de dormir. Ora deixávamos que ela dormisse horas e horas seguidas, ora interrompíamos seu sono, na tentativa de estabelecer alguma rotina. Esse descontrole interferia na realização de outras atividades suas, tais como alimentar-se, caminhar, comer, brincar, ver televisão. A única certeza que tinha é a de que eu estava perdida. Os recursos que possuía não me permitiam perceber uma tendência em seu comportamento. Como poderia comunicar devidamente ao médico aquilo que eu mesma mal percebia? Apesar de meu esforço em racionalizar a questão, logo me dei conta de que, no consultório, as tabelas que eu organizava eram de pouca valia, apenas refletiam meu atordoamento, meu despreparo e meu profundo cansaço. A solução, via de regra, vinha na forma de um novo medicamento que se propunha a estabelecer padrões de tratamento mais adequados às nossas necessidades. Mas como saber se essa estaria sendo a melhor solução para ela?

Essa consciência de que a conduta do médico dependia de como nós lhe relatávamos o que acontecia com mamãe e a constatação de que a fidelidade de tais relatos dependiam de uma gama de circunstâncias, tais como: nosso estado de ânimo no momento da visita, nosso poder de observação e de síntese ou, ainda, a seleção que fazíamos do que seria essencial a ser dito, deixavam-me sempre muito insegura, sobretudo por ter claro que eu não tinha capacidade para observar com objetividade o que acontecia com minha mãe. Em primeiro lugar, porque não fora treinada para isso; em segundo lugar, porque meu olhar sempre esteve turvado pelo sentimento de perda e pelo horror da situação que eu presenciava a cada momento. Nunca fui nem nunca poderia ter sido isenta e imparcial. Sei que o olhar que tive para minha mãe doente sempre passou pelo filtro de meus conturbados sentimentos.

Poderia um médico basear-se fielmente no relato de alguém tão atormentado? Conseguiria ele traduzir minhas palavras para um padrão adequado e perceber o que se passava com minha mãe? Será que ao medicá-la ele não ponderava também uma adaptação às dificuldades que tínhamos em lidar com situação tão delicada?

Na clínica, a primeira entrevista, longa e detalhada que foi, deu-se em condições bem diferentes daquelas que eu vivenciara em outros consultórios. Sentindo a empatia do médico conosco, consegui confidenciar-lhe muito do que sentia, deixando transparecer o quanto estava angustiada. Meu descontrole emocional era evidente. Meu desespero era quase que material, palpável. Certamente esse médico percebeu o tormento em que me encontrava.

Será que ele conseguiria administrar, com justiça, o conflito de interesses entre mim e minha mãe? Porque eu mesma não acreditava que o que fosse melhor para mim seria o melhor para ela. Se ela pudesse se exprimir, o que me pediria? Se ela ainda tivesse autonomia, o que faria?

Evidentemente, naquele breve instante, não se fez qualquer consideração dessa natureza. Toda a intensidade do momento só existia dentro de mim.

Voltamos para casa para refletir sobre os prós e os contras. Empenhei-me de corpo e alma na consideração das condições que nos eram oferecidas e acabei por perceber um aspecto da mais significativa importância, que fez que a internação de mamãe naquele momento passasse a ser considerada não só essencial como primordial: a medicina, que até então praticamente se limitara a diagnósticos e prescrições medicamentosas, oferecia-me uma forma de atender minha mãe que permitiria ver aquilo que, até então, só eu via, mas não compreendia. Entendi que outras pessoas, mais competentes e experientes, seriam capazes de comprovar o que se passava com minha mãe, pois teriam condições de analisar melhor do que eu o que de fato ocorria com ela; ponderar, com base nos registros diários, qual era realmente o tal estado em que minha mãe se encontrava, tantas vezes invocado como a condição que justificava tudo que de estranho se passava com ela; observar seu comportamento; analisar como exatamente ela estava reagindo à medicação prescrita, como seu organismo respondia ao tratamento, como seu humor traduzia o que ela sentia.

Quando percebi a possibilidade de unificar o tratamento, colocando minha mãe aos cuidados, em tempo integral, de uma equipe especializada, acreditei, talvez até com um certo grau de exagerado otimismo, que deparava com a melhor solução a ser tomada. Pela primeira vez, nesse processo de cuidar de uma mãe doente, vislumbrei a possibilidade de contar com um apoio que fosse efetivo. Pela primeira vez fui levada a admitir que minha mãe não estava tendo um processo de envelhecimento que se pudesse considerar dentro de uma certa normalidade, que pudesse ser conduzido a contento com base no meu bem-intencionado amadorismo. Pela primeira vez rendia-me às evidências de que poderia haver algo melhor do que até então se fizera, a ser feito por ela e, por que não dizer, por mim mesma. Ela, totalmente dependente e indefesa. Eu, profundamente esgotada e apavorada.

A internação

Embora as razões objetivas tenham se tornado fortes o suficiente para decidir pelo tratamento na clínica, não foram tão fortes a ponto de evitar a profunda angústia que me abateu logo após à internação.

Na segunda vez em que fomos para lá – desta feita, levando minha mãe –, mal prestei atenção ao caminho. Quando percebi, o carro já havia sido estacionado e, para meu desespero, num raro vislumbre de lucidez, ouvi minha mãe perguntando: "Eu também vou descer?" Respondi afirmativamente e expliquei-lhe que era ali que ela faria a consulta médica sobre a qual lhe falara.

Seguindo a orientação dada pelo médico geriatra coordenador da equipe de trabalho que passaria a cuidar de mamãe, eu passara aquela que talvez tenha sido a mais longa hora de minha vida, tentando insistentemente, explicar à minha mãe o propósito da nossa viagem. A insistência, dissera o médico, era para que seu inconsciente captasse a mensagem, mesmo que no nível consciente isso pudesse não ocorrer.

Como se estivesse falando a uma criança bem pequenina, eu lhe dizia que iríamos ao médico para que ele examinasse sua barriguinha. Explicava-lhe que essa barriguinha andava muito teimosa, ora se recusando a fazer cocô, ora se rebelando e expulsando tudo para fora num processo sofrido que a estava atormentando, deixando-a muito assustada e repugnada. Procurava convencê-la, e a mim mesma, de que finalmente estávamos indo ao encontro do tão ansiado lenitivo para esse desconforto que atingia não só a ela, mas a todos nós. Tentava, posto que em vão, encontrar as palavras que camuflassem minha insegurança e covardia. Afinal, o que eu estava realmente fazendo? Que competência me havia sido conferida para exercer tal tipo de poder? Por que eu me encontrava nessa situação? Por que uma decisão como essa dependia de mim?

Se é verdade, como dissera o médico, que o inconsciente poderia captar a mensagem que queria passar à minha mãe, creio que ele possa ter captado também, e talvez com mais propriedade, a verdadeira mensagem que eu mesma me recusava a admitir. A de que eu a levava para um local longe do convívio com a sua família. Situação essa que, supunha eu, ela jamais teria aceitado caso estivesse em sã consciência e que eu ansiara jamais precisar enfrentar em minha vida; decisão essa que jurara a ela, em suas crises de desespero, que nunca tomaria.

Sem encontrar dentro de mim qualquer respaldo, surpreendi-me estarrecida diante de seu rosto impassível, na ânsia de nele encontrar algum sinal de reconhecimento, alguma reação que me permitisse vislumbrar respostas para perguntas que eu nunca antes ousara formular:

Mãe, onde você está?
Quem é você agora?
Quem sou eu para você?
Você me reconhece?
Você pensa? O quê?
Mãe, por que você me olha assim?
O que dizem os seus olhos?
Por que você não sorri?
Por que você está sorrindo agora?
O que aconteceu com você?
Por que você desistiu?
Foi tão difícil assim continuar?
Teria eu podido evitar a sua ausência?
Teria eu feito tudo que você precisava?
Certamente não fiz tudo o que você queria.

Mãe, o que é a vida para você?
O que tem sido a vida para mim?
Você se sente infeliz, eu sei.
Você ainda pode ser feliz?

Mãe, você depende tanto de mim!
Perdoa-me se às vezes fico impaciente.
Perdoa-me se às vezes não consigo ficar tranquila a seu lado.
Perdoa-me se às vezes eu não consigo ficar ao seu lado.

Mãe, você tem medo? Do quê? Diga-me.
Não, não me diga.
Porque não posso impedir que você seja tomada pelo medo.
Eu também tenho medo, muito medo.

*Mãe, você sabe o que está acontecendo com você, agora?
Você sabe que estou levando você para uma clínica geriátrica?
Você sabe que estou abdicando de cuidar, eu mesma, de você?
Você se dá conta de que já não sei mais tentar fazer você se sentir feliz?
Você percebe que, se foi isso o que você quis de mim, eu falhei?
Você sabe que não quero abandoná-la?
Você percebe meu desespero? Minha angústia?
Você se dá conta do quanto me esforço para parecer forte?
Você sabe o quanto tudo isso está sendo quase insuportável para mim?
Na verdade, o que me impulsiona é a certeza de que você ignora tudo isso.
Na verdade, não fosse assim, eu não o faria desta forma.
Espero que você não me surpreenda, agora, com algum sinal de consciência.
Que, eu sei, não saberia suportar.*

Se naquele momento me fosse dado vislumbrar o porvir, não teria sofrido tanto. A realidade logo se desenhou muito mais otimista do que meus temores permitiam suspeitar. Sem dúvida, meu despreparo, meu desconhecimento e meus preconceitos pesaram sobremaneira para intensificar meu sofrimento.

O bom senso aconselha que não se tomem decisões sérias em momentos de crise. Reconheço que essa, que considero a mais crucial decisão que tomei nesta vida, deu-se em condições as mais adversas. Creio que se me hovesse permitido ponderar um pouco mais sobre o que fazer, nunca o teria feito. E, desse modo, não me teria sido possível, no conforto do reencontro com minha mãe, liberta de qualquer tensão e hostilidade, redimir-me do pecado de ter ousado duvidar da veracidade de meu amor por ela.

A despedida

Depois de havermos conversado com alguns membros da equipe de trabalho da clínica, depois de eu ter dado o jantar a mamãe, depois de acreditar que ela estivesse mais ou menos ambientada, chegou o momento da primeira despedida. Desnecessário afirmar que foi por demais doloroso, muito sofrido. No bojo de todo o movimento que fizéramos, esse era o tão temido momento da separação. Tentei ser o mais objetiva possível. Afinal, tínhamos ponderado tudo e havíamos entendido que esse parecia ser um bom caminho. Seguir por ele implicava que ela ficasse e que eu fosse embora.

Como bem o disse, tentei ser objetiva, mas não consegui.

Não sei exatamente o que disse à minha mãe ao despedir-me, mas lembro-me de ter ficado parada, plantada naquele chão, sem conseguir me mover, até perdê-la de vista. A sensação de perda era tão grande que pensava não poder suportá-la. Precisava fazer alguma coisa. Quis vê-la ainda uma vez. Ver como ela reagira ao ver-se longe de mim.

A visão que tive me causou um choque: lá estava ela, quietinha, na cadeira de rodas, voltada para um aparelho de TV, ligado. Num círculo de uns três metros ao seu redor não havia ninguém! As atendentes estavam por ali, mas não havia ninguém com ela, cuidando especialmente dela. Eu a vi abandonada! Como podia? E se ela precisasse de alguém? E se quisesse alguma coisa? Como iriam saber, se ninguém estava olhando para ela? Então era isso que eu havia escolhido para ela? Deixá-la assim, sozinha?

Desesperei-me. O psicólogo veio em meu socorro. Tentou acalmar-me explicando-me que ela precisava desse espaço, que ficaria bem. Naquele momento isso ainda não fazia sentido para mim. Em casa minha mãe sempre tinha alguém ao seu alcance. Era disto que ela precisava, achava eu: de que sempre houvesse alguém ao seu lado.

Percebendo meu atordoamento, o psicólogo tomou-me pelo braço e, brandamente, à medida que me conduzia pelo corredor de saída, procurou tranquilizar-me. Garantiu-me que ela ficaria bem, que estaria sendo observada, que qualquer necessidade sua seria atendida imediatamente. Disse-nos que ter pessoas ao seu redor era importante, que ela não se sentiria só; no entanto, essas pessoas não deveriam estar todo o tempo fisicamente junto dela. Essa conduta, disse-me ele, estava correta, fazia parte do trabalho de ambientação do paciente à clínica. Insistiu que ficasse tranquila, que confiasse que ela estaria sempre protegida.

Amparada por meu marido consenti em sair, deixando, finalmente, minha mãe. Sentia-me como se estivesse anestesiada, pesada, como se algo me impedisse de despertar, de me livrar daquele pesadelo. Pela primeira vez pude pressentir o quanto ainda me afligiria a atitude que tomara.

Hoje, distanciada no tempo e testemunha da inacreditável recuperação que minha mãe veio a ter com o novo tratamento recebido, posso afirmar que aquela situação crucial, que me levou ao mais profundo desalento, foi também a que marcou meu despertar para a consciência de que, ao tratar de minha mãe, talvez eu houvesse falhado por excesso de zelo. A comparação entre o que eu fazia e o que passaram a fazer com ela me fez perceber o quanto eu a cercara de ansiosos cuidados, o quanto minha preocupação para com ela fora desmedida. Em casa, depois da queda, não permitia que ela sentasse ou levantasse sozinha de uma cadeira. Não deixava que ela andasse sozinha. Deveria estar sempre acompanhada no mínimo a meio metro de distância, de modo que pudesse ser amparada caso vacilasse. Eu tinha medo de que ela voltasse a cair. Nada, nada mais ela fazia sem estar assessorada. Eu não queria que ela ficasse só por um minuto sequer. Mas, até interná-la, não me havia dado conta do quanto essa proteção se havia neurotizado. Minha ansiedade em protegê-la criara um esquema de superproteção sem que eu disso me apercebesse. À medida que o seu problema fora se agravando, fui apegando-me a ela, privando-a de um mínimo espaço que fosse só seu. A conduta da clínica me fez entender que, mesmo demenciada, a pessoa precisa ter resguardada alguma privacidade, precisa de certo distanciamento, de momentos de saudável solidão. Nosso excessivo desvelo pecou pela falta de equilíbrio. Faltou o bom senso, o meio-termo. A intenção certamente fora boa, mas a forma, indiscutivelmente, inadequada.

Creio que isso explique, em parte, por que ela passou a se sentir tão bem ao se libertar de meus cuidados. Seu visível bem-estar me fez reconhecer o quanto eu estava obstinada pela pretensão de acreditar que tudo o que dissesse respeito a ela deveria estar sob meu controle.

Eu já estava por demais estressada e, em razão disso também, não conseguia avaliar sem perder o ânimo que já não era capaz de ser uma boa cuidadora para minha mãe. Espero que ela me tenha perdoado também por isso.

Com o correr do tempo, frequentando a clínica, vendo a relação entre pacientes e seus familiares, ouvindo-os contar suas histórias, percebi que eu não fora a única a agir dessa forma. Há famílias que se desdobram em cuidados, há familiares que se debruçam sobre seu doente vinte e quatro horas por dia, tentando adivinhar todos os seus desejos, satisfazer todas as suas necessidades, estimular sua participação de todas as formas possíveis. É essa a forma desesperada que alguns de nós encontram para cuidar deles. É esse fazer tudo, é essa dedicação insana, é essa devoção que se supõe ser o que de melhor temos a dar a eles nas circunstâncias tão adversas em que eles se encontram. Sua regressão é tão visível, tão grande e tão repentina que quem deles cuida tenta arrancar-lhes a qualquer preço alguma resposta positiva. A aflição é tão palpável que, na ânsia de fazer o melhor, acabamos sufocando o doente com tanta atenção, com tanta insistência, com tanta demanda. Talvez, se ele pudesse se expressar livremente, clamasse por um pouco de privacidade, por alguns momentos de paz.

Neste momento me ocorre pensar se teria o médico que nos atendeu na primeira entrevista percebido tudo isso. Como teria ele nos visto? Que ideia teria formado da nossa situação? Como teria ele avaliado a insanidade da nossa família? Sim, porque eu, a cabeça do time, estava, sem dúvida alguma, totalmente desequilibrada. Sentia-me exausta, amedrontada, insegura, encurralada, sem saber como prosseguir, que mudanças fazer. Na verdade já estava tão abalada e mergulhada na situação, que não tinha qualquer chance de fazer dela uma análise isenta e sensata. A imagem que me ocorre é a de que me debatia em areia movediça, de que estava sendo inexoravelmente sugada, já sem condições de escapar por conta própria, dependendo de uma força externa decisiva para arrancar-me daquele atoleiro.

Tomo aquele médico por essa força. No momento em que orientou a internação de minha mãe, ele provavelmente sabia algo de que só agora me dou conta. Ao recolher minha mãe sob sua proteção, ele a estava resgatando para uma vida melhor, protegendo-a de mim, da influência doentia e asfixiante dos meus cuidados, de meu zelo excessivo. Ironicamente, foi ao desvencilhar-se de meus cuidados que minha mãe encontrou alguma paz. Ao afastá-la de mim, era eu quem, sutil e prudentemente, estava sendo afastada dela. Para o seu bem. Para o meu bem. Para o bem de todos os envolvidos na situação.

Não tardou muito para eu dar-me conta de que a internação de minha mãe na clínica descortinava para mim um mundo insuspeitado. A cada vez que a visitava, percebia que algo de positivo se acrescentara ao elenco de aspectos que vieram melhorar sua qualidade de vida e, em contrapartida, também a nossa.

Transmutação

A resposta de minha mãe ao novo tratamento foi surpreendente até mesmo para os profissionais habituados com esse tipo de situação. Com exceção das perdas irreversíveis provocadas pelas lesões cerebrais, em todos os demais aspectos ela apresentou mudanças positivas.

A princípio ficou esquisita. O médico já me alertara sobre isso. Pedira, inclusive, para que eu demorasse alguns dias para fazer-lhe a primeira visita. A primeira vez que a vi, no entanto, ela me pareceu estar melhor do que quando lá chegara. Notei que ela começava a dar mostras de que estava voltando ao nosso convívio. Os primeiros sinais disso eu percebi pelo seu olhar que, de total alheamento, passava a se fixar no mundo exterior. Não demorou muito para que ela, que lá chegara apática e absorta, começasse a acompanhar com os olhos, ainda mortiços, o que se passava ao seu redor.

Numa de minhas primeiras visitas, mesmo sabendo que ela seria incapaz de se expressar adequadamente com palavras, ousei fazer-lhe uma pergunta muito delicada. Estávamos sentadas à mesa do café – ela, uma atendente que a alimentava e eu, ainda pouco à vontade em meu papel. Mesmo sabendo de suas limitações, eu lhe disse: "Mãe, o que você está achando desta sua nova casa?" Ao que ela surpreendentemente respondeu, exatamente com estas palavras: "Não poderia ser melhor!" Essa resposta, totalmente inesperada, pois ela há muito tempo não mantinha qualquer diálogo com quem quer que fosse, soou para mim como algo misterioso e irreal. Não apenas pelo seu teor, mas principalmente pela coerência em relação à pergunta que lhe fizera. Se estivesse a sós com ela poderia pensar que havia imaginado algo que não ocorrera de fato, mas tive o testemunho da atendente, que também se mostrou surpreendida. Esse talvez tenha sido, pelo inusitado da situação e pela intenção com que perguntei, o fato que mais me comoveu e intrigou dentre tudo que aconteceu enquanto minha mãe esteve na clínica.

Ao se completarem cinco semanas de internação, o que a princípio parecia ser provisório já me soava como consolidado, definitivo. Definitivo. Confesso que me foi difícil usar aqui esta palavra. Ensaiei outras formas, titubeei diante da força do termo. Foi assim desde o início. Não sei até quando lutei contra a obviedade dos fatos. A quem eu queria enganar? A mim mesma, talvez? A uma parte de mim mesma? Sim, porque eu não me sentia inteira: a sensação que eu tinha era de estar nitidamente dividida. Uma parte de mim se mostrava lúcida, esclarecida, capaz de explicar tudo de modo inquestionável. A outra parte... Bem, a outra parte era chorona, confusa, temperamental, e insistia em não querer aceitar o quanto a nova situação estava sendo boa para todos. Para todos, insisto. A começar por mamãe.

Eu, que me acostumara a pensar que minha mãe entrara num processo regressivo e sem retorno, tive a grata surpresa de ver que estava enganada. Superada a crise que culminou com a internação, seu estado geral atingiu um patamar bastante animador. Depois de desintoxicada, recebendo uma quantidade bem reduzida de medicamentos, seu corpo foi readquirindo a flexibilidade perdida, perdendo aquela rigidez muscular que a paralisara e a impedia de se alimentar e defecar normalmente. Na medida em que recuperou os movimentos de deglutição, pôde ser alimentada com uma dieta semissólida e não tardou para que seus intestinos passassem a funcionar regular e espontaneamente. Eu jamais suspeitara que isso pudesse vir a acontecer. Desde que começou a aceitar apenas dieta pastosa, imaginei que esse procedimento se tornaria irreversível. No entanto, com o novo tratamento, ela voltou a comer comida normal, apenas bem picadinha. Enquanto estava conosco, quase sempre dependia de que lhe déssemos comida na boca. Sua incapacidade para se alimentar sozinha nos parecia visivelmente progressiva. Na clínica foi incentivada a voltar a se alimentar por si mesma, usando para isso uma colher torta, adaptada.

Gradativamente seu corpo foi desinchando, o que fez com que parecesse mais magra. Respeitando uma rotina, ela passou a acordar, comer e dormir em horários mais apropriados e, com tudo isso, passou a ter uma qualidade de vida, sem dúvida alguma, muito superior àquela que conseguíamos lhe oferecer em casa.

A transformação em seu rosto, no entanto, foi o que mais impressionou. Não imaginava que ainda poderia vê-la corada e saudável. No período que antecedeu à internação, em seus momentos de alheamento, o abatimento de minha mãe era tangível. Suas feições pareciam ter-se congelado, seu rosto mostrava-se inexpressivo, como se houvesse perdido a capacidade de manifestar o que se lhe ia na alma. Sua pele adquiria, cada vez mais, uma cor cerúlea, dando a impressão de que se transformava numa camada inerte e estática, que enrijecia seu rosto e o desfigurava, privando-o de qualquer animação. Daí a angústia de perscrutá-lo, de procurar entender, através dele, o que ela sentia, o que queria. Sua aparência inerme sugeria que sua cabeça estivesse oca, vazia. Os olhos, quase sempre arregalados, poucas vezes se fixavam em algo exterior. Era como se ela houvesse se recolhido em algum lugar longínquo, tornando-se cada vez mais inatingível, sem nada dizer, sem se mexer, como se nada mais lhe importasse.

Com o passar do tempo, perdendo aquela rigidez inicial, seu rosto voltou a ter expressão. A cor e a textura da pele também se modificaram a olhos vistos. De um amarelo-cerúleo ela se transformou numa pele viçosa, rósea, macia outra vez. Minha mãe voltou a ser bonita, muito bonita.

Mal era possível acreditar que, depois de tudo o que passou, viesse a ficar tão bem, tranquila, sossegada, solta, descontraída, falando, beijando, aceitando e dando carinho. Não diria, porém, que voltou a ser o que era. Ficou diferente. Minha mãe, que comigo nunca foi dada a manifestações de carinho, abraços e beijos, tornou-se meiga e amorosa. Gostava de ser abraçada, beijada. Quando afagada, manifestava prazer e ria como faz uma criança.

No rol das suas recuperações, a mais notável talvez tenha sido a de voltar a se expressar verbalmente, se bem que sem muita coerência, porém com vivacidade, em contraste com a pessoa lacônica e quase silenciosa que viveu em casa nos últimos tempos. Naquela época parecia que ela não podia nem queria mais falar. Dava a impressão de que o esforço que tinha de fazer não lhe era compensatório. Eu pensava que seu mutismo também fosse um caminho sem volta. Mesmo quando presente, poucas vezes se comunicava. Suas vontades eram mais adivinhadas do que claramente expressas. Quando interrogada, no mais das vezes dava respostas confusas ou equivocadas, sempre breves, acompanhadas de algum gesto com as mãos. Por vezes seu olhar encontrava o meu, mas logo se perdia.

Tudo isso mudou. Ela voltou a se fazer minimamente entender. Não pela clareza do discurso, posto que as palavras que reunia não faziam sentido, mas pela entonação com que as expressava. Diria que ela desenvolveu uma forma singular de comunicação. Começou falando pouco e baixo, porém sem aquela habitual indiferença. Passado um tempo, não parou mais de falar, quer tivesse ou não um interlocutor.

Seu discurso beirava as raias de um moto-contínuo. A impressão que dava é que estava o tempo todo contando suas antigas histórias. Mais pela entonação do que pelo significado do que dizia, era possível interagir com ela perguntando algo ou mostrando concordar ou discordar do que ela estava dizendo. Essas interpelações alimentavam um diálogo. Às vezes, nessas nossas conversas, diante de algum termo desconhecido, eu insistia na sua repetição. Naturalmente ela repetia exatamente a mesma palavra, que da mesma forma como surgia acabava para nunca mais ser pronunciada. Fora isso, vez ou outra ela empregava alguma expressão curta e adequada, tal como: "Bom dia!", quando via alguém; um: "Não, não faça isso!", ao ser contrariada; ou então: "Eu vou bem!", ao ser interpelada com um: "Como vai, Zu?"

Foi assim que aquele seu recolhimento, aquele alheamento que a deixara cada vez mais distante, foi sendo revertido. Com pouco tempo de internação tornou-se atenta ao ambiente, percebendo vozes, presenças e movimentos ao seu redor. Tornou-se especialmente sensível a sons. Ao ouvir vozes ficava atenta, prestando atenção. Se alguém no lugar onde ela estava falasse mais alto, ela xingava, em voz bem alta, manifestando seu desagrado. Outra coisa que não lhe passava despercebida eram movimentos rápidos. Crianças correndo pelo pátio eram sempre notadas por ela, que se alegrava exclamando: "Lindo, lindo, lindo!" É pena que não se pudesse deixar que ela se aproximasse muito delas. Isso porque, por conta da doença, adquirira um reflexo de segurar firmemente qualquer coisa que tomasse entre os dedos. Com uma força muito grande, mas sem discernimento para usá-la, ao alcançar a mão de alguém que dela se aproximasse – mesmo que fosse uma criança –, ficava difícil fazê-la soltar, o que criava certo embaraço. Não pior do que quando se punha a lambê-la.

Contudo, apesar de todo o progresso que teve, ela, que já não me reconhecia quando fora internada, nunca mais voltou a fazê-lo. Tornei-me para ela uma dentre outras tantas Marias, nome com o qual passou a chamar, indistintamente, qualquer pessoa que dela se aproximasse. A princípio eu ficava um pouco desconcertada em constatar sua indiferença diante de minha chegada ou partida, mas, no fundo, eu até encontrava nisso um ponto positivo, pois sabia que ela não sentiria a minha falta e provavelmente nem mesmo tivesse conhecimento do tipo de lugar onde se encontrava. E, desse modo, não ficaria magoada comigo.

Se eu não tivesse visto, com meus próprios olhos, sua incrível transformação para melhor, jamais acreditaria que isso fosse possível. Sim, porque até então, tudo o que de ruim se passava com ela, nos era explicado como sendo normal. Quantas vezes eu ouvi dizerem: "Ela está bem, para o estado dela. Isso é normal, no estado dela. Faz parte da evolução da doença. É assim mesmo, nas condições em que ela se encontra." Eu ouvia e acreditava; e assim me conformava à inevitabilidade da regressão física e mental que apresentava dia após dia, enquanto cuidávamos dela.

Se, por um lado, o tratamento recebido na clínica não lhe restituiu qualquer perda mental nem mesmo fez cessar o processo de degeneração cerebral que a vitimava, uma coisa é certa: depois de internada, mamãe nunca voltou a sofrer como antes. Liberta daquela inquietante ansiedade, mergulhada no seu mundo particular povoado de eles e elas, ela não mais demonstrava sentir medo, angústia ou aflição. As dores e a agonia cederam lugar a um estado de aparente equilíbrio, interrompido vez ou outra por alguma complicação ligeira e pontual. E assim se manteve pelos três últimos anos de vida que lhe restaram.

Um outro olhar

Mesmo com tudo correndo a favor, mesmo ciente de haver encontrado um local privilegiado para cuidar de mamãe, minha adaptação à nova situação não foi fácil nem imediata. Custei a me ambientar com a clínica. Achava tudo muito estranho, muito despojado, muito diferente de nosso ambiente familiar. Levei um tempo a me acostumar com as pessoas, tanto profissionais como pacientes. Não sabia muito bem com que frequência deveria estar lá. De acordo com as normas da clínica, apesar dos horários regulares estabelecidos para visitas, eu poderia ver minha mãe na hora que eu quisesse. Sem conhecer ainda a dinâmica do local, ficava tentando perceber se haveria algum padrão que regulasse essa conduta. Custou para que me sentisse livre para deliberar o melhor a ser feito. O fato de a clínica ficar em outra cidade exerceu certa influência e, com o passar do tempo, acabei criando o hábito de visitar minha mãe ao menos uma vez na semana, telefonando sempre que sentisse necessidade. Passei a me sentir confortável com isso.

No começo, no dia da visita eu me sentia profundamente muito perturbada. Embora não existisse qualquer agenda a cumprir, ficava tensa, atrapalhava-me com o horário de sair de casa, tinha receio de chegar depois de iniciado o período de visitas. Parecia que estava sempre em falta, temia pelo que os outros pudessem pensar de mim. Desculpava-me com as atendentes, e até mesmo com minha mãe, caso tivesse de sair mais cedo. Ou seja, sentia-me perdida e insegura quanto à minha participação. Custou para que definisse meu novo desempenho; afinal, meu papel havia mudado e eu me sentia um tanto inútil e deslocada sem as rédeas do processo em minhas mãos.

Quase sempre fazia o trajeto de casa até a clínica tomada por forte ansiedade. Embora preferisse ter alguma companhia – o que tornava a viagem mais leve e mais curta – passado o período inicial, sem dúvida o mais difícil, e uma vez decidido que minha mãe permaneceria lá internada, na maior parte das vezes passei a ir para lá sozinha. E não gostava. Quase sempre saía de casa chorando, antevendo os maus momentos que teria pela frente. Sem chance de me distrair, ia pensando na nossa situação, procurando ajeitar-me com ela. Quantas vezes, ao sair da clínica, tive de encostar o carro para desabafar a mágoa que tinha dentro de mim, até me sentir confiante para percorrer o caminho de volta. Embora eu quisesse mais ajuda e dela precisasse, a circunstância de ter de enfrentar, desse modo, essa nova condição, fez com que eu percebesse que nenhum recurso externo seria capaz de atenuar a dor que sentia. Eu estava de luto. Eu perdera minha mãe. Eu me sentia sozinha. Precisava chorar e chorar e chorar. Ninguém poderia fazê-lo por mim. Com o passar do tempo acabei me acostumando. Mais que isso, acabei compreendendo a nossa nova realidade.

Nas primeiras visitas, o momento da chegada, especialmente os últimos minutos antes de ver minha mãe, eram, de longe, os mais sofridos. Sempre tinha muito receio do que iria encontrar. Como ela estaria? Será que eu iria encontrá-la bem disposta? Bem tratada? E se não estivesse? O que eu deveria fazer? Nos primeiros tempos eu tinha uma grande desconfiança. Queria saber de tudo. Procurava verificar os menores detalhes. Aspecto geral, higiene, tipo de roupa, cheiro, penteado, fraldas, unhas, local onde ela estava, tipo de cadeira onde estava sentada, em que posição – tudo, enfim. Logo me dei conta de que poderia e deveria, de quando em quando, examiná-la ao ser trocada. Esse era um modo de saber como estava sua pele, se não apresentava assaduras ou escaras, se estava sendo bem cuidada.

Demorou um pouco para confiar que minha mãe estava sendo adequadamente atendida. O fato de saber que ela estava indefesa e, se maltratada, não poderia reclamar, contava muito. Eu não suportaria perceber qualquer descuido, qualquer desatenção para com ela. Sabia que só poderia voltar em paz para minha casa se tivesse absoluta certeza de que ela estava sendo muitíssimo bem cuidada. O resultado dessa minha bisbilhotice foi construtivo. Pouco a pouco fui me tornando confiante no trabalho da clínica. Reconheço que lá minha mãe sempre recebeu não apenas os préstimos profissionais, mas, até mesmo, a afeição carinhosa de muitas das pessoas que lidavam com ela. Os fantasmas não estavam lá – eles moravam dentro de mim.

Não saberia dizer quando foi que me desarmei. Lembro-me, no entanto, do fato que contribuiu decisivamente para isso. Foi quando presenciei a filha de uma outra paciente, agradecendo, emocionada, a algumas atendentes que cuidavam de sua mãe, dizendo-lhes que todas as noites rezava por elas, reconhecida pelo fato de ter quem cuidasse de sua mãe em seu lugar, uma vez que suas condições de vida a impediam de fazê-lo.

Nesse momento dei-me conta da extensão de meu egocentrismo. Sim, porque até então me preocupara tanto com o meu problema que não conseguira apreciar com isenção o quão precioso era o trabalho que aquela equipe de profissionais estava fazendo por minha mãe e, também, por mim. Durante todo esse tempo, na minha insegurança, sentia-me tão constrangida diante das pessoas, tão envergonhada de ter trazido minha mãe, que não fora capaz de valorizar o bem que nos estava sendo oferecido. A forma obstinada que encontrara de fiscalizar o serviço da clínica cumpria o papel de compensar-me pelo controle que havia perdido sobre minha mãe. Tudo se passava como se eu tivesse o poder de garantir que elas não falhassem, pois, caso o fizessem, a culpada seria eu.

Vencida essa barreira, logo comecei a sentir-me à vontade e familiarizada com esse nosso novo espaço. Tudo o que ali se passava só contribuía para solidificar minha confiança e não tardou para que eu começasse a gostar de ir até lá, de encontrar minha mãe, de conversar com as pessoas, de conhecer outros familiares. Logo o hábito de ir à clínica incorporou-se à minha rotina. Ir sozinha ou acompanhada passou a não fazer tanta diferença. Menos preocupada e mais descontraída, livre de meus preconceitos, pude começar a perceber melhor esse novo mundo.

A princípio, como nem poderia deixar de ser, enxergava a clínica a partir de um referencial externo a ela. O pano de fundo de minha análise era o mundo aqui de fora, onde circulam as pessoas presumidamente normais. A inatividade dos pacientes internados parecia absurda. Que mundo é esse? Qual o sentido disso tudo? É assim que minha mãe vai ficar? É isto que eu quero para minha mãe? Eu a estou tirando de sua casa, onde ela goza de todo o conforto, para morar num local despojado como este? Para ficar rodeada por pessoas dementes? Sim, porque é por intermédio dos outros pacientes que acabamos enxergando a nossa própria realidade. Minha mãe não iria se tornar como eles, ela já era um deles. Eu é que não podia ou não queria enxergar.

Gradativamente, porém, a convivência permitiu-me construir um outro olhar. À medida que passei a conviver com os velhinhos que lá moravam, pude conhecê-los e acabei por me afeiçoar a muitos deles. Compreendi que a demência é apenas uma condição, uma forte limitação, e que por trás de comportamentos bizarros encontram-se pessoas dignas de admiração. Elas não são todas iguais e inertes, como me pareceram à primeira vista. Algumas preservam facetas interessantes de seu caráter, tais como a bondade, o bom humor, a solidariedade. E também outras menos interessantes, como a intransigência, a rabugice, a indiferença.

A dinâmica interna da clínica é realmente peculiar. Só pode ser apreendida a partir dela mesma. Custou-me entender que as pessoas que lá se encontram internadas não estão perdendo oportunidades de viver. Olhando numa outra perspectiva, dei-me conta de que, confinadas naquele espaço seguro e vigiado, comparativamente bem menos arriscado do que aquele em que muitas delas viviam, elas conseguem fazer boa parte do que ainda são capazes e que não mais fariam em paz, enquanto no seio da família. Resgatar essas habilidades é um dos propósitos do corpo clínico que cuida do paciente. Em vez de lamentar o perdido, explorar o que ainda lhes resta.

É certo que cada caso é um caso. As pessoas que são internadas não têm todas a mesma trajetória. Mas, pelo que tenho visto, todas melhoram sensivelmente em relação a como chegaram. Depois se estabelece um patamar e, gradativamente, o avanço da idade e da doença apontam para o declínio derradeiro. Pode parecer estranho, mas a ideia de uma morte iminente me era muito mais presente quando minha mãe estava sob meus cuidados. Na clínica, ao vê-la tão bem, esse pensamento não mais me ocorria. Tudo se passava como se ela fosse ficar indefinidamente do modo como estava.

O ponto nevrálgico das internações me parece ser o grau de consciência com que o paciente chega à clínica. Se ele ainda reconhece seus familiares, se ainda expressa saudades, se implora para voltar para sua casa, cria-se para uns e para outros um perverso sentimento de abandono. Nem sempre a família, porém, consegue contornar em casa os problemas que enfrenta com a doença até a perda total da consciência pelo paciente, como se deu no meu caso. Embora eu não tenha premeditado o curso das coisas, foi assim que elas aconteceram.

Diferentemente de mamãe, que foi internada num grau de extrema debilidade, boa parte dos pacientes, embora já com suas atividades seriamente comprometidas, em certo sentido, ainda desempenha bem suas atividades. Digo em certo sentido porque uma primeira impressão que possamos ter sobre sua aparente sanidade logo é traída por detalhes de seu comportamento.

Lembro de que na primeira vez que chegamos à clínica fomos acolhidos por um senhor que se encontrava na portaria. Sua aparência e a forma como nos recebeu nos fez pensar que fosse um funcionário da instituição. Alto, muito bem apessoado, bem vestido e educado, tratou-nos com cortesia, procurando fazer com que ficássemos à vontade. Mais tarde viemos a saber que em sua vida profissional fora diretor de escola. Agora, internado, ele se portava como se a clínica fosse a escola por ele dirigida. O livro onde registrávamos nossa presença era muito importante para ele, e de quando em quando o guardava consigo. Uma atitude assim pode nos parecer à primeira vista pitoresca; contudo, são essas constatações que nos fazem perceber que muitos dos pacientes que ali se encontram reconhecem o ambiente da clínica como se este lhes fosse familiar e se sentem muito bem com isso. Isso significa que podem não estar sentindo falta do que ficou lá fora ou se perdeu no tempo. Para nós, ainda desacostumados, a situação pode ter um peso que muitos deles não sentem.

Pelo que falam e pelo que fazem, pode-se perceber que o reconhecimento que alguns fazem do ambiente da clínica quase sempre está atrelado a alguma fase importante de sua vida. Em nossas conversas, várias pacientes (eu geralmente conversava mais com as mulheres) referiam-se à clínica como algum lugar muito familiar, possível de identificarmos como um local em que houvessem realmente morado em tempos passados: de modo geral, enquanto ainda eram jovens, em companhia de seu marido, de seus filhos e não raro de seus pais. Apontavam as diferentes alas do prédio como a casa de um, a casa de outro. Referiam-se às atendentes e a outros pacientes como pessoas que haviam conhecido nesses idos tempos. "Aquele é meu marido... Aquela trabalha para minha mãe... Meu filho construiu tudo isso aqui..." e assim por diante. Esse olhar das pacientes revelava não perceberem que estavam internadas num local estranho. Tomavam a clínica como sua casa; a casa de sua infância, de sua juventude; ou a casa onde formaram sua própria família, onde criaram seus filhos.

Nem todas, porém, se sentem tranquilas. Algumas querem voltar para casa e imploram veementemente por isso. Mas, até mesmo em casos como esses, por vezes essa casa a que se referem não pertence ao momento presente. Algo semelhante se dá quando chamam por seus filhos: elas os querem como quando crianças. Nesse caso são acalmadas em sua ansiedade com explicações de que a criança está bem, está brincando, ou coisa parecida. Minha mãe também chamava muito pelo meu nome. Sempre que eu chegava, as atendentes apressavam-se em lhe dizer: "Zu, olha aí a Dorotea, sua filha! Eu não falei que ela viria?" Sua indiferença nessas ocasiões demonstrava claramente que não reconhecia em mim a criança que ela queria encontrar. Essa mulher que via ao seu lado, creio eu, nada tinha a ver com a Doroteinha, ainda pequena, que ela procurava. Não sei se isso deva servir de consolo mas, nas circunstâncias, é confortador saber que elas já não sentem a nossa falta.

Uma clara evidência disso é a indiferença com a qual somos recebidos pelo nosso familiar quando ele já não nos reconhece. A outra face da mesma moeda é a alegria desmedida com que somos acolhidos por algum deles que nunca nos viu, mas nos identifica como alguém de suas relações. Ambas são situações ao mesmo tempo aflitivas e consoladoras. O que a princípio pode nos parecer um problema, paradoxalmente pode passar a ser visto como uma solução. Não somos mais, para eles, aquela pessoa indispensável que éramos até há pouco tempo. Enquanto estivermos ali, ao seu lado, eles poderão se comunicar de alguma forma conosco, poderão aceitar um carinho, um incentivo, ouvir uma palavra amiga, mas, no momento em que nos afastarmos, já não lhes faremos falta. Por vezes eles nos chamam pelo nome, mas não é essa pessoa que somos agora que eles querem, e sim aquela que fomos naquele tempo ao qual sua mente ora se reporta.

Nem todos os pacientes, porém, demonstram estar tranquilos e despreocupados como minha mãe. Contudo, por mais angústia que se note em alguns deles, eu arriscaria dizer, leiga que sou no assunto, que, desde que já tenham perdido a noção de espaço e tempo e não mais reconheçam seus familiares, essa angústia não decorre do ambiente em que estão no momento, e sim de distúrbios internos advindos das alterações cerebrais já provocadas pela doença, ou até mesmo de efeitos colaterais decorrentes da medicação que lhes é ministrada. Pelo que pude apreender a partir das histórias de vida que conheci, alguns pacientes já apresentavam esse quadro depressivo antes de chegarem à clínica e nisso não foram favorecidos depois de internados.

Na minha opinião, por maior que seja o comprometimento mental do paciente, isso não significa, no entanto, que ele não seja beneficiado com nossa presença. Minha sensibilidade me diz que, por mais carinho e dedicação que venha a receber de estranhos, há coisas que só um filho, o cônjuge ou algum familiar próximo pode lhe oferecer. Coisas tais como o próprio tom de voz, o cheiro, o jeito de falar, ou mesmo um contato físico mais íntimo, como um abraço, um beijo, ou um montão de beijos. Mesmo que não lhe reste qualquer lembrança do que aconteceu numa visita, acredito que esse bem-estar de alguma forma persiste. Como? Eu não sei. Eu apenas intuo que assim seja.

O que me leva a dizer isso é uma experiência que tive, muito particular nesse sentido. Logo depois de eu haver internado minha mãe, uma pessoa que eu não conhecia aconselhou-me a me aproximar dela, falar muito com ela, tocá-la, deixando claro meu afeto, minha presença. Naquela hora isso me pareceu descabido. Como eu iria fazer agora o que nunca fizéramos enquanto ela era uma pessoa saudável? Sim, porque minha mãe nunca fora mulher de abraços e beijos. Nem quando eu era pequena. Como construir isso agora? Mesmo assim, a recomendação feita deve ter-me impressionado pois, em algum momento, isso aconteceu. Tornei-me imensamente carinhosa para com ela, como nunca fora. Usei e abusei do direito de abraçá-la, de apertá-la, de beijá-la o quanto quis. Foi maravilhoso. Para mim foi maravilhoso. Estou certa de que para ela também o foi. Aceitou e retribuiu. Mostrou-se feliz. E isso me foi o bastante. Essa sensação nova e boa alimentou nossos encontros. Pouco a pouco ela foi substituindo o que se criara de muito ruim entre nós desde que ela adoecera, preenchendo espaços que eu mal suspeitava que haviam ficado vazios.

Seja lá quais tenham sido as crenças que alimentei, a vivência de novas experiências com minha mãe foi deixando para trás o tempo em que me sentia deslocada ao visitá-la na clínica e lamentava vê-la naquela situação.

Às vezes sentia muita falta da comunicação que se perdera. Cheguei a sonhar que ela voltara a falar comigo e percebi, dessa forma, o quanto isso me afligia. Pouco a pouco, porém, fui aceitando as perdas em seu caráter definitivo. Da mesma forma, também, fui deixando de me apavorar com o que estava por vir. Conformada com a minha impotência, deixei de querer que minha mãe fosse o que ela nunca mais poderia ser. Foi apenas quando isso aconteceu que eu pude me entregar ao prazer de aceitar, incondicionalmente, o que ela, em sua mais pura autenticidade, ainda me podia oferecer.

A CULPA

*Não temos controle sobre quem nos põe neste mundo.
Não podemos influenciar a fluência com a qual nos criam.
Não podemos forçar a cultura a ser hospitaleira instantaneamente.
No entanto, a boa notícia consiste em podermos reviver nossas
vidas, mesmo depois de feridas, mesmo num estado feroz,
mesmo que estejamos no cativeiro.*

Clarissa Pínkolas Estés, *Mulheres que correm com os lobos.*

Comparativamente a outros pacientes, diria que minha mãe estava entre os que apresentavam melhores condições, tanto pela predisposição em responder às solicitações de atividades que lhe eram propostas, como pelo tipo de comportamento tranquilo e bem-humorado que passou a apresentar. É interessante notar como apesar de tudo, mesmo quase sem discernimento, mamãe, mais uma vez, passou a pertencer a um círculo de relações no qual, deixando transparecer tênues traços de sua personalidade, teve reconhecida sua individualidade.

Mesmo ciente de tais aspectos positivos, custei a aceitar sem perder o ânimo a decisão que tomara. Não foi fácil, na verdade foi muito, muito difícil, convencer-me da propriedade do que fizera. Surpreendi-me repetindo e repetindo a mesma história mais de mil vezes, em minuciosas e infindáveis explicações quando tive de confessar haver internado minha mãe. As explicações, eu sei, valiam mais para mim do que para os demais. Mas, também sei, todos esperavam minha palavra. Afinal, o que eu havia feito? Como tivera coragem de afastar minha mãe do convívio com a família? O que me levara a interná-la numa clínica ou, mais crua e pejorativamente, num asilo?

Naquele momento eu mesma ainda não sabia separar o joio do trigo. Afinal, essa era uma questão que para mim nunca dantes se colocara.

O código

O longo texto que se segue, escrito pouco tempo depois de efetivada a internação e decidida a permanência de mamãe na clínica, mostra nitidamente o mal-estar que eu sentia naquela ocasião.

> Quatro meses se passaram desde o internamento de mamãe e ainda me surpreendo protagonizando, com variantes mínimas, a mesma cena; que parece repetir-se e repetir-se como um moto-perpétuo. A qualquer pergunta despretensiosa que me façam, tal como: "Como está sua mãe?", ainda me surpreendo explicando ansiosa e detalhadamente como ela está, o quanto a clínica tem sido boa para ela, o quanto notamos que melhorou com esse tratamento intensivo, como ela tem sido bem cuidada e assim por diante. Percebo que sou incapaz de uma resposta breve, convencional. Minhas respostas transformam meu interlocutor num fiscal a quem devo dar satisfação de meus atos:
>
> *Como está sua mãe?*
> *Ela está bem, parece saudável. Está tranquila.*
>
> *Ela lhe reconhece?*
> *Não. Certamente já não sabe quem eu sou.*
>
> *A Clínica fica perto?*
> *Não. Não fica... Mesmo assim eu vou lá toda semana. Por vezes até mais de uma vez.*
>
> *Isso é bom. Controlar o que está acontecendo.*
> *Certamente! Sempre a encontro limpinha, bem cuidada, descontraída.*
>
> *Que bom! É disso que ela precisa, que cuidem bem dela.*
> *É verdade. E eu não posso fazer por ela tudo que eles fazem lá.*
>
> *Sorte você poder pagar. Quantos não têm essa oportunidade!*
> *Sem dúvida! No fundo, se pensarmos bem, somos privilegiados.*
> *É mesmo! E você está fazendo tudo da melhor maneira possível.*
> *Certamente. Mas ainda estou me acostumando à ideia, aprendendo.*

Quando irei aprender de vez? Será que um dia estarei inteiramente convencida – racional e emocionalmente – de ter feito e estar fazendo o melhor para ela?

Mesmo constatando a reversão do quadro apresentado por minha mãe quando da sua internação; mesmo diante dos incríveis resultados obtidos pelo novo tratamento a que foi submetida; mesmo testemunhando sua visível recuperação; mesmo com tudo tendo mudado indiscutivelmente para melhor; mesmo assim, custo a me liberar dos grilhões do preconceito de haver escolhido para nós esse caminho.

Por que isso tudo não me é suficiente? O que preciso para aceitar a propriedade da minha decisão? O que me leva a sentir essa angústia que tanto me atormenta? Por que não consigo, de uma vez por todas, confiar que fiz realmente o melhor? Quando tive de decidir já sabia de antemão que esse seria um passo muito difícil. O que me fazia antever as dificuldades que enfrentaria?

Tudo se passa como se existisse, dentro de mim, um código de conduta sendo violado. Que código é esse? Quando me foi ensinado? Por que é tão rígido? Para não infringi-lo, o que deveria ter feito?

Deveria ter mantido sua mãe a seu lado, dentro da sua casa.

Mesmo que isso fosse muito difícil?
Sim, mesmo que isso fosse muito difícil.

Mesmo que fosse impossível?
O impossível não existe. Sempre é possível fazer um pouco mais.

Mesmo que percebesse que minha mãe poderia sentir-se melhor, apesar de estar longe de mim?
Sua mãe nunca estaria melhor longe de você.

Como não, se eu já não sabia como cuidar dela?
Um filho sempre pode aprender a cuidar de sua mãe, basta amá-la acima de tudo.
Então, o fato de tê-la levado à clínica é sinal de meu desamor?
Sim, pois o amor não mede sacrifícios.

Isso significa que deveria ter-me sacrificado mais por minha mãe?
É o que se espera de um bom filho.

Mesmo que isso implicasse perdas significativas para ela, para mim e para os outros que comigo convivem?
Ninguém é tão importante para você como o é sua mãe.

Devo entender que uma situação como essa não admite escolha? Que implica uma conduta incondicionalmente definida?
Não há condição que se contraponha à fidelidade aos pais.

Então é esse o código! Eu descumpri a cláusula do "dever filial". Eu traí minha mãe. Traí a confiança que ela tinha de que eu nunca a abandonaria. Em troca sou atormentada pela culpa, pelo remorso, pela insegurança. E se fosse um filho meu? O que eu teria feito? Me separaria dele? Abdicaria do direito de mantê-lo a meu lado? Dedicaria minha vida a ele? Encontraria forças físicas e resistência psicológica para zelar pessoalmente por ele enquanto houvesse um sopro de vida em seu corpo?

Eu não sei. Não foi esse o desafio que se colocou para mim. Meu propósito sempre foi o de manter mamãe sob os meus cuidados. Só após muito sofrimento de ambas as partes, concluí por sua internação. Como posso saber que resposta teria dado se o alvo da doença fosse um filho meu? Não sei responder. A menos que o faça com uma resposta prévia, que independa de meu discernimento, que ignore meu livre-arbítrio.

Mas, se assim fosse, essa resposta não seria legítima, pois não teria sido face a circunstâncias concretas que eu a teria forjado. Preconcebida, ela me levaria a agir de acordo com um padrão preestabelecido, sem levar em conta minhas reais possibilidades no momento de decidir; sem considerar o que eu pudesse sentir, o quanto viesse a sofrer, o quanto pudesse fazer. Sem considerar também – e aqui talvez o mais importante – outras possibilidades que não aquela mais convencional, dogmaticamente proposta como sendo a mais sensata, a mais correta, a mais adequada, a mais generosa, a mais humana.

Está implícito nas normas sociais do grupo ao qual pertencemos o que se espera que se faça por nossos pais quando envelhecerem. Acolhê-los sob o nosso teto é tido como sinal de amor e bondade. É de longe uma atitude muito mais aceitável (no duplo sentido de ser certa e aceita) do que interná-los numa clínica, a menos que estejam gravemente doentes, necessitando de algum tipo de monitoramento que não possa ser feito no recinto doméstico. Paradoxalmente, também em casos como esses não há o que decidir: mesmo contrariando nossa vontade de mantê-los abrigados no seio da família, na tentativa de evitar procedimentos hospitalares considerados extremos e invasivos, sabemos que é nosso dever procurar esse tipo de ajuda.

Quando se trata de uma doença mental, porém, cujos cuidados presumivelmente podem ser tomados no âmbito da casa, a lógica passa a ser outra. Compete a cada um determinar os limites de sua atuação. Ironicamente, somos nós a ponderar sobre as possibilidades, mesmo sabendo que nesse caso os parâmetros pertencem ao domínio do indefinível, do imensurável e, em decorrência, do injustificável. Recorrer a uma instituição para amparar nossos pais na velhice pode soar como uma mostra de desumanidade, abandono, ingratidão e egoísmo. Quanto mais impotente e indefeso o idoso se torna, maior a nossa responsabilidade de propiciar-lhe todo o conforto, amparo e carinho possíveis. O conceito – ou o preconceito – que temos sobre uma instituição de amparo à velhice está longe de atender a essas necessidades. A ideia que se tem sobre isso é a de que nunca será um lugar capaz de propiciar aos nossos pais aquilo que se pode oferecer-lhe no aconchego do lar, no convívio com a família.

Mas, se tudo isso for verdadeiro, qual a explicação para a flagrante e incontestável melhora de minha mãe depois de ter passado a viver na clínica geriátrica? Se as mudanças no tratamento levaram-na a uma melhor disposição, a primeira coisa a deduzir é que o novo tratamento está sendo mais efetivo do que aquele que recebia anteriormente. O que, em outras e mais cruas palavras, significa que em casa ela não estaria sendo tão adequadamente tratada como na clínica. O que não quer dizer, contudo, que em casa não estivéssemos fazendo por ela tudo que estava ao nosso alcance, esforçando-nos para acertar sempre, fazendo em todos os momentos o que sabíamos e imaginávamos ser o melhor possível. Não se trata, porém, de uma questão de maior ou menor boa vontade, trata-se simplesmente de uma questão de maior ou menor adequação e competência. Depois de ver, na clínica, o que pode ser feito por minha mãe, entendo o quanto tudo que fazíamos por ela, em casa, no que respeita à doença propriamente dita, era pouco diante do muito que ela necessitava e poderia ter.

Mesmo tendo isso claro, mesmo sabendo que decidir a priori pode não levar à melhor solução, mesmo sabendo que não se trata de dar a resposta, mas de escolher uma dentre algumas possíveis, mesmo assim, eu me deparo estabelecendo esta perversa comparação:

Foi minha mãe, e se fosse meu filho?

Percebo agora – na troca de papéis – que talvez as coisas possam ser vistas de um modo um pouco diferente. Porque nos papéis inversos o que se supõe é que a mãe, ao ver um filho doente, não cederia diante de nenhuma dificuldade. Tomaria como sua a responsabilidade de cuidar dele sem qualquer concessão. Faria dele a sua razão de viver. Eu, no entanto, não fiz essa opção. Ao optar pela internação de minha mãe, eu não escolhi viver exclusivamente em função das suas necessidades; procurei administrar a situação de modo que a atendesse e, simultaneamente, prosseguir com minhas outras relações, com meus filhos, com meu marido, com meu trabalho, cumprindo compromissos que só a mim dizem respeito.

Mas não posso me iludir: tais considerações sobre o que seria feito em papéis trocados não passam de meras conjecturas. E, mais uma vez, de uma idealização de conduta. Não fui colocada, *de fato*, na situação que me serve como suposição. Não é possível saber como teria reagido face a tais circunstâncias. Confio, contudo, que sendo eu uma pessoa digna, amorosa e fiel, sempre procuraria fazer o melhor dentro de meus limites e possibilidades.

Assim pensando, submeto-me, mais uma vez, a meu insistente questionamento.

Se pude arbitrar, se fui capaz de conduzir a bom termo a situação, então, por que sinto tanta dificuldade em aceitar definitivamente e com tranquilidade minha decisão? O que me leva a isso? O que significa essa cobrança que me faço? Se pudesse ter escolhido nunca teria enfrentado semelhante prova. *Prova*. Por que esta palavra? O que estou tentando provar? A quem? Ter decidido deixar minha mãe doente aos cuidados de uma equipe médica especializada pode ser entendido como uma demonstração de desamor? Há alguma intenção ilícita nesse ato? Ele é prova do quê?

Ter vivido esse impasse e as decorrências das decisões tomadas me faz perceber o quanto estou fortemente agrilhoada nas malhas de uma nada sutil convenção social, cujos ditames independem das circunstâncias particulares de cada caso. Para qualquer um de nós, alijar sua mãe do convívio com a família pode representar um delito sem atenuantes. Ninguém vai nos dizer francamente o que pensa a esse respeito e, talvez, por isso mesmo, tudo se torne mais difícil. Mesmo sem uma censura explícita, podemos supor que para muitos de nossos interlocutores nossa atitude é tida como desumana, ingrata e insensata. São eles que pensam assim? Ou somos nós que, marcados pelo preconceito, nos fustigamos com os mais sombrios pensamentos e, para piorar, os projetamos no próximo? Arriscaria dizer que podem ser ambas as coisas. Em minha experiência pessoal houve ocasiões em que deparei com amigos que tomaram decisões anticonvencionais no que se refere aos cuidados com seus pais velhinhos. Nesses momentos eu sempre pensava como gostaria de poder não enfrentar situação semelhante. Lamentavelmente, porém, essa não é uma questão de poder nem de querer, é de acontecer. Aconteceu e pronto. Lá está você às voltas com tudo aquilo que temia.

Seja lá como for, essa é inegavelmente uma situação eivada de preconceitos, moldada por um ideário coletivo cujas normas são internalizadas sem que nos damos conta. Normas essas que eu só passei a perceber e questionar quando me surpreendi no papel de infrator de um código que até então me era conscientemente desconhecido. Um código que instaurou dentro de mim um processo *sui generis*, no qual me reconheço, simultaneamente, como vítima e algoz.

Além de mostrar com absoluta clareza o mal-estar que sentia por haver internado mamãe, esse texto revela meu esforço de reflexão na tentativa de compreender o que, de fato, fazia com que me sentisse tão culpada em tê-lo feito.

Amarras

Um ano depois, os resultados surpreendentes que obtivemos com o tratamento de mamãe na clínica já me permitiam um olhar compassivo e benevolente para aquela Dorotea apavorada que eu via através de meus escritos. Nessa ocasião, lendo o que escrevera sobre o código, pude perceber como fora dominada pelo medo, pela insegurança, pelo receio de enfrentar a opinião alheia, pelo *que-será-que-vão-dizer-de-mim?* Tornou-se mais fácil perceber que, apesar da forma complicada com que eu lidara com a internação de mamãe, o rumo que as coisas tomaram mostrou um resultado exemplarmente positivo. Cheguei a cogitar que, caso tivesse de enfrentar mais uma vez a mesma situação, voltaria a fazer exatamente a mesma coisa que fizera, se bem que de forma um pouco diferente.

Tais considerações, eu sei, não têm originalidade nenhuma. Qualquer pessoa que se coloque mentalmente a possibilidade de reviver um forte episódio de vida terá diante de si estas mesmas opções: a de modificar aquilo que fez; a de modificar a forma como o fez; ou ambas. A diferença entre o viver e o reviver é que o primeiro é único, real, irretocável, enquanto o segundo é sempre fictício e se repete quantas vezes quisermos ou necessitarmos, podendo receber, a cada versão, os mais variados retoques.

Minha pretensão ao lançar mão desse artifício, o de reviver, foi a de ampliar o campo de visão sobre o episódio da internação de minha mãe, inicialmente toldado pelo véu da fragilidade emocional que me dominava naquele momento. A cada novo olhar conseguia ser mais abrangente, mais clara e, sem dúvida, mais benevolente para comigo. Contudo, no cuidado com que escolhia as melhores palavras, pude perceber o quanto ainda queria proteger-me e o quanto me foi difícil encarar o fato de haver internado minha mãe. Reconheço que o entrave se prendia a um certo orgulho, ao desejo de não querer ser mal-interpretada, ao receio de ser acusada de ingratidão. Talvez ainda não houvesse me libertado totalmente de um modo imaturo de pensar, em que a aparência conta mais que a essência. Provavelmente ainda tivesse resquícios da criança que fora, buscando num estranho e até mesmo na minha mãe internalizada em mim a aprovação para uma situação que só a mim seria dada conhecer profundamente.

Conhecendo a tormentosa situação em que mamãe se encontrava nos últimos tempos que passou em casa, poderia até mesmo ter-me orgulhado do fato de haver ousado enfrentar tantos preconceitos; poderia ter-me tranquilizado por ter conseguido resgatar para ela um modo de vida respeitoso e digno, num ambiente em que sua condição mental já não seria encarada com curiosidade nem piedade, onde, além de ser tratada com competência, ela ficou protegida e cercada de calor humano, de atenção e, sobretudo, de muita benevolência. O fato de ela haver ficado tão bem, de certo modo em decorrência de meu próprio arbítrio, poderia ter-me deixado contente e envaidecida por tê-lo conseguido. Nunca cheguei a tanto, porém; mas não tardou o tempo no qual já não me sentia constrangida e envergonhada ao declarar que minha mãe se encontrava internada numa clínica geriátrica. Sem preocupar-me tanto com o impacto que isso poderia causar em meu interlocutor, nem perder-me em exaustivas explicações, acabei por sentir-me mais segura e confiante na minha opção.

Mesmo assim, confesso que por vezes, ao vê-la tão arrumadinha, meiguinha, frágil como uma criança em seus primeiros anos de vida, tinha ímpetos de censurar-me por não estar cuidando dela eu mesma ou, ao menos, por não tê-la mantido fisicamente mais próxima de mim. Nessas ocasiões, com um pouco de paciência, experiência e discernimento eu, mais uma vez, explicava a mim mesma que o fato de ambas estarmos tão melhor advinha, exatamente, da condição de ela estar sendo cuidada num local tão apropriado às suas necessidades. Um rápido olhar para o passado sempre foi suficiente para reavivar em minha memória o peso da insegurança para conseguir manter no ambiente doméstico todo o aparato necessário para lhe garantir a melhor qualidade de vida possível. E isso me convencia mais uma vez de que, em quase todos os sentidos, na clínica ela estava sendo tratada de forma mais adequada.

A duras penas aprendi que por vezes a vida nos coloca diante de eventos que independem da nossa vontade, alguns dos quais podem mudar radicalmente o rumo que pretendíamos seguir. Antes de mamãe adoecer eu nunca pensara que algo de grave pudesse acontecer comigo e com os meus mais próximos. Sua doença foi um golpe duro e inesperado. O embate, violento e profundo, transformou meu modo de pensar. Continuo desejando que nada de grave nos aconteça, porém, mais consciente de minha impotência quanto a isso, procuro apostar no meu poder de reação diante do imprevisto. Entendo como fundamental que reconheça que a doença que atingiu minha mãe foi algo gravíssimo que nos aconteceu, com severas consequências. No entanto, devo reconhecer que estava muito despreparada para contornar os problemas que se apresentaram. Não propriamente no plano da ação, como disse anteriormente, mas sim no tocante à emoção, no como me senti enquanto ela esteve sob meus cuidados.

Ainda foi longo o período em que, mesmo separada fisicamente de minha mãe, por onde quer que andasse, eu a trazia junto de mim e dela me ocupava em pensamento durante o sono e a vigília. No começo, o que mais me atormentava – além do fato de não ter sido suficientemente altruísta, entregando-me de corpo e alma a zelar pessoalmente por ela – era a consciência de saber-me dividida entre as suas necessidades e as minhas.

Dominada pela ânsia de me soltar das amarras que me prendiam, fiquei atenta a tudo que pudesse acrescentar, um mínimo que fosse, de compreensão à situação em que me encontrava. A princípio eu me indagava sobre o passado e nele buscava respostas para as minhas questões: Por que foi assim? Por que fui assim? Por que ela ficou assim? Enquanto isso, vivia com ela um presente inusitado. Presente no sentido temporal e também no sentido de algo que me fora ofertado, de uma dádiva preciosa.

A culpa

  Gradativamente, passei a confiar nos cuidados que ela recebia e a não me angustiar, como antes o fazia, com a eventualidade de a qualquer momento não poder atender às suas necessidades. Sempre que a via, ela mostrava-se bem, aparentando estar muito tranquila. Parecia haver encontrado na clínica um refúgio e surpreendentemente eu a via desabrochar como o fazem as flores temporãs.

  Esse apaziguamento de mamãe permitiu que parte do foco das minhas atenções se deslocasse dela para mim mesma. Entendi de que nada me adiantaria sufocar o que sentia. Eu precisava desafogar, precisava retirar tudo de ruim que em mim se alojara. Precisava, acordada, fazer o que simbolicamente fazia em meus sonhos: arrancar pela boca os cordões pegajosos que insidiosamente se haviam formado dentro de mim.

  Não era, porém, só em sonhos que eu me atormentava: acordada também tinha muito medo. Recrudesceram as fobias que de há muito sentia. Voltei a sentir o pavor de passar por uma crise de pânico. O sentimento que mais me atormentava, contudo, era a culpa. Sentia-me culpada por ter optado pelo caminho de sua internação. Sentia-me culpada por não ter sido mais generosa, mais dedicada, mais amorosa, mais sensível às necessidades de minha mãe quando disso ela precisara. De nada adiantava enumerar o rol de atitudes positivas que tivera em relação a ela. Queria ter sido melhor. Achava que deveria ter sido muito melhor. Não aceitava as manifestações de minha fragilidade e, até mesmo, de autodefesa e cobrava-me duramente por tudo isso.

  Com o passar do tempo, atenta a depoimentos de familiares cuidadores, nos quais sempre encontrei algo de valia para minha situação, convenci-me de que ninguém que passa pela experiência de cuidar de um parente com Alzheimer sai dela ileso. Todos, em maior ou menor grau, são tomados por perplexidade e abalados no mais profundo de seu ser no confronto com a doença, quer a enfrentem, quer fujam dela. São muitos os que, ao se proporem cuidar pessoalmente do paciente, são derrotados pelas circunstâncias e levados ao limite da abdicação. Convencidos de sua própria impotência, conformados com seu despreparo, resignados com sua fragilidade física e emocional, rendem-se, sem qualquer heroísmo, às ingerências da doença sobre sua própria sanidade.

  Ao assumir a guarda de um familiar acometido pelo Mal de Alzheimer, ninguém sabe ao certo para onde se dirige esse barco à deriva. De início não nos é possível avaliar a dimensão do problema, nem tampouco estimar como cada um vai se portar durante o processo. Muitos são os que admitem, diante da implacável deterioração da personalidade do outro, não suportar o sentimento dúbio de atração e repulsa, esse misto inexplicável de compaixão e pudor de que se é tomado ao testemunhar tal desnudamento e entrega de si.

Para os mais esclarecidos e fortalecidos coloca-se, desde logo, a perspectiva de que durante algum tempo as condições de vida lhes serão extremamente adversas, a pressão constante, o trabalho incessante. Sabem que, sem a contrapartida do reconhecimento e da empatia por parte de seu familiar, a convivência, inevitavelmente, sofrerá o desgaste dos enfrentamentos frequentes, das exigências absurdas. Talvez saibam, desde sempre, que será apenas a morte, ao cerrar a cortina, que os libertará do sofrimento.

Para os menos preparados, dentre os quais me incluo, coloca-se a dificuldade de aceitar tudo da forma como se apresenta, sem esperar que as coisas devessem ocorrer de outro modo, sem ter claro que a única forma de enfrentar o inevitável é mudando a si mesmo. Aceitação e resignação seriam, paradoxalmente, os sentimentos que nos tornariam fortes para enfrentar tanto infortúnio, posto que a crítica e a resistência só contribuem para aumentar a nossa infelicidade, para fortalecer o medo que se instala na nossa alma e a desconfiança no poder de uma possível remissão. Sem querer admitir, no limite, já estressados ao extremo, acabamos desistindo da luta, delegando competências. Abatidos no meio do caminho, não é na separação através da morte que encontramos o poder libertador, pois, enquanto não estivermos convencidos de nossa inocência, permaneceremos atados, sugando até a última gota o fel e o mel que nos foi dado experimentar.

Coragem

Mesmo com toda essa análise, com todas essas argumentações, o pesadelo não terminou tão logo. Passou-se ainda um bom tempo até eu me conformar com a decisão que havia tomado. Não saberia dizer como nem quando, mas houve um momento em que, sem poder mais resistir, acabei por ceder à insistência de uma pergunta que eu mesma me colocava. Tratava-se de uma questão tão óbvia, tão clara, tão transparente! Mesmo assim, ou talvez por isso mesmo, confesso que não conseguia fixá-la. Recorrentemente ela se insinuava e fugia, deixando-me em vago desconforto. Até que resolvi aprisioná-la, escrevendo-a num papel. Ali ela se tornou palpável, simples, direta: Onde eu encontrara coragem para tomar uma decisão tão radical como essa: a de internar minha mãe numa clínica geriátrica?

Desse modo, como que separada de mim, compreendi que essa pergunta materializava a mensagem que eu sempre supusera existir na expressão inefável de muitos que, por tato, polidez, diplomacia ou sei lá por quais outros motivos, nunca ousaram expressá-la como agora eu mesma o fazia: com brandura, mas sem dissimulação. Logo em seguida, comecei a pensar em como respondê-la sem, contudo, trair a confiança e sinceridade e, por que não dizer, a audácia que me haviam levado a formulá-la. Acabei por reconhecer que, a bem da verdade, eu não enfrentara a necessidade de tomar a decisão quanto a levar minha mãe definitivamente para uma clínica geriátrica; ficar na clínica fora mais uma consequência do resultado positivo que obtivemos com sua internação, num momento crítico de sua doença, do que uma decisão, *a priori*, de alijá-la do convívio com nossa família por tempo indeterminado.

No entanto, devo dizer que, quando internei minha mãe, embora o fizesse formalmente pelo período probatório de um mês, o profundo pesar que me oprimia só se justificava pelo saber inconfesso de que a permanência de mamãe na clínica seria prolongada. Quando saímos de casa, minh'alma pesava como se eu estivesse em vias de cometer um crime premeditado. Porque, embora eu soubesse que se as coisas não ficassem bem eu teria toda liberdade e obrigação de modificá-las, de certa forma, mesmo sem um querer consciente, eu já devia intuir que seria desejável que a situação se definisse pela sua permanência na clínica, uma vez que não existia uma saída para o dilema em que me encontrava: por um lado, querendo ter minha mãe próxima de mim, para que eu pudesse vê-la, para saber o que estava acontecendo com ela; por outro, não suportando mais ver minha mãe sofrer da forma intensa como sofria, sem saber o que fazer para minimizar tanto tormento. Mantê-la sob minha vigilância não estava dando bons resultados: ela piorava a olhos vistos. E nós, que cuidávamos dela, também estávamos por demais afetados com tudo que lhe acontecia. No entanto, não fora o impasse a que chegáramos e que nos forçou à reavaliação de nossa conduta, isso jamais nos teria ocorrido fazer.

Não fora essa opção, caso minha mãe não tivesse resistido às crises que a acometiam e houvesse perecido em meus braços, eu não teria tido a oportunidade ímpar de reafirmar para mim mesma a certeza de meus sentimentos de amor, de afeto e de carinho para com ela.

Sim, porque na medida em que passei a vê-la bem, tranquila, em franca recuperação, pude me reaproximar dela sem medo, sem receio de ver em seus olhos aquele apelo de socorro ao qual eu nunca pude atender. Apesar de tudo, nossa história, triste como tantas outras, teve um final feliz. Ao aceitar, embora não de modo absoluto e contínuo, o que aconteceu com minha mãe e ao admitir que não me era dado ter o poder que imaginava devesse possuir ao cuidar dela, deixei de viver aquela terrível dualidade que me apavorava.

 O processo de compreensão das coisas de um modo mais sensato, mais justo e complacente foi longo e penoso, mas chegou a bom termo. Hoje tenho claro que naquela ocasião eu também estava ensandecida. Já fora alertada pelo médico dos riscos que corria pela progressão acentuada de meu desequilíbrio emocional e do desgaste físico que sofria. Eu também precisava de ajuda. Daí, talvez, o apoio que recebi de todos que me eram próximos nessa ocasião.

 Nos três anos em que minha mãe permaneceu na clínica, não passei um só dia sem me preocupar em entender o que nos acontecera. Aceitei ajuda, procurei informações, fiquei atenta a tudo que de algum modo fizesse sentido para minhas indagações; aos poucos fui juntando as peças de um gigantesco quebra-cabeça. E foi esse, exatamente esse, sem tirar nem pôr, o tempo que precisei para encontrar uma resposta que me deixou absolutamente tranquila e ciosa de tudo quanto fizera por ela.

A LIBERTAÇÃO

Há uma sabedoria oriental quase absurda em sua simplicidade:
Quando não se sabe para onde ir, fica-se.
Na encruzilhada fica-se. E isso é positivo.
Pois quando situações de caminhos cruzados ocorrem,
está na encruzilhada, o centro de tudo.
De certa forma, o centro do mundo de cada pessoa.
Encruzilhadas são o encontro com o destino.
São também o lugar e a hora do encontro com o outro.
Mais do que agônico, é um momento decisivo.
De escolha, de decisão, de opção.
Olha-se para trás, há coisas que ficaram, boas e más,
mas já vividas.
Olha-se para os lados, veem-se atalhos.
Olha-se para a frente, é como se tudo estivesse a se repetir.
Na encruzilhada, o homem tem o seu momento único de olhar
para si mesmo, por dentro. E entender.

Adaptado de Cecílio Elias Netto. Jornal *Correio Popular*, 2006.

Enquanto mamãe permaneceu internada, com raríssimas exceções sua saúde permaneceu num patamar de estabilidade bastante animador. Nas poucas vezes em que precisou de atendimento médico especializado, as providências necessárias foram tomadas pela própria instituição. Nunca mais vi minha mãe acamada, sofrendo dores, nem mesmo triste ou desanimada, se bem que soubesse que sua vitalidade vinha declinando suavemente.

Relativamente tranquila e confiante nos recursos de que ela disporia em caso de necessidade, pouco a pouco fui me recuperando. A princípio tive muita dificuldade em empregar meu tempo livre em atividades que não dissessem respeito a essa situação em que nos encontrávamos. A bem da verdade, mesmo com tudo correndo a favor, não conseguia deixar de pensar em minha mãe, nem tampouco me despreocupar de tentar entender o que nos acontecera. Foi essa obsessão que me levou a começar a escrever, a pesquisar sobre a doença, a me interessar por outros casos semelhantes, a buscar nas mais diversas fontes o entendimento que me faltava. Mas esse entendimento, que nem eu mesma saberia definir, embora me parecesse prestes a acontecer, mantinha-se sempre fora do meu alcance. Uma incessante inquietude marcava minhas atitudes e predispunha meu espírito a captar "sinais" nas menores coisas que aconteciam.

Familiarizada com o universo da pesquisa, não hesitei em buscar nesse contexto as respostas que queria. Contudo, não utilizei como fonte a pesquisa propriamente dita, que seria um tanto complexa para meu entendimento, e sim materiais de sua divulgação ao público, sobretudo na forma de livros, documentários, comunicados e artigos em revistas. Aprendi bastante. Usei muito do que aprendi para explicar comportamentos observados, definir fases da doença, justificar sua complexidade, aceitar os limites de hoje na prevenção e cura desse mal e até mesmo para compreender minha incapacidade de continuar a cuidar pessoalmente de minha mãe. Todo o conhecimento que adquiri me foi importante, não, porém, suficiente para me libertar das amarras que me prendiam. Para tanto tive de trilhar outros caminhos.

Alguma racionalidade

O discurso científico tem um poder inquestionável: goza da prerrogativa de asseverar a "verdade". Até prova em contrário, os resultados de uma pesquisa científica são tidos como confiáveis e esclarecedores. Assim sendo, quando se quer saber o que de mais atual existe sobre um assunto passível de ser investigado, a palavra da Ciência sempre se apresenta como a melhor opção. Além do que já se sabe, a continuidade das pesquisas sempre alimenta a expectativa de que se venha a saber mais. Mesmo enquanto o muito que se descobriu sobre alguma doença ainda não é o suficiente para sua cura, isso não demove nossa esperança de que num futuro próximo ela venha a acontecer.

No que respeita ao Mal de Alzheimer, a pesquisa vem avançando: já se sabe muito a respeito; não o suficiente, porém, para evitar que as pessoas adoeçam ou para garantir que venham a ser curadas. Neste caso, particularmente, devemos lembrar que as permanentes vitórias da Ciência quanto ao aumento da expectativa de vida da população mundial, aliada ao fato de que são as pessoas idosas as mais propensas a desenvolver a doença e, ainda, à constatação de que se trata de uma doença que atinge todas as camadas da população em âmbito mundial, fazem com que o interesse pela sua investigação mantenha-se crescente, fazendo crer que nas próximas duas décadas possamos contar com resultados bastante alvissareiros.

Voltando, porém, à nossa questão particular, diria que, no contexto da divulgação científica, a principal contribuição que encontrei foi a de identificar nas publicações que consultei os comportamentos que eu observara em minha mãe, primeiro reconhecendo seus sintomas e, depois, o mais intrigante, recodificando seu significado. Foi inquietante, surpreendente e perturbador, diria, descobrir que, em sua maior parte, as coisas estranhas que minha mãe fazia e que tanta estranheza nos causaram, sobretudo nas fases iniciais, quando ainda nem de leve suspeitávamos de que algo de anormal pudesse estar ocorrendo com ela, já eram decorrentes de alterações provocadas pela própria doença.

Desconfortos à parte, percebi que nós, familiares que convivemos com a pessoa afetada, só temos condição de ressignificar suas atitudes depois de iluminados por novos conhecimentos. Sem um novo referencial, acostumados que estamos com seu padrão habitual de comportamento, somos induzidos a sérios equívocos de interpretação, gerando o que eu chamaria de uma falsa competência, no sentido de não poder apreciar, julgar e atender adequadamente às necessidades de nosso familiar adoentado.

Reconhecer na literatura os sintomas apresentados por minha mãe, ao longo dos seus cinco últimos anos de vida, foi deveras revelador. À medida que ia lendo as informações apresentadas, eu me sentia ao mesmo tempo angustiada e justificada pela forma como conduzira a situação. Além de esclarecedoras, elas tiveram o poder de me absolver do pecado de não ter percebido desde o início que algo de tão grave se passava com ela.

As leituras que fiz não apenas me mostraram que muitas coisas que me afligiram no comportamento de minha mãe eram parte da doença, bem como me fizeram entender que muito daquilo que eu interpretara como pessoal, agressivo e controlador, nada mais era do que manifestações suas de medo, ansiedade e insegurança. Lamentavelmente, ressentida, em algumas ocasiões eu procurara me esquivar, quando o melhor para mamãe teria sido eu aceitar seu comportamento, criando outras formas de relacionamento que a fizessem sentir-se mais segura. Ocorre, porém, que, além de não entender por que as coisas tinham de ser tão ruins, eu também me sentia ameaçada, insegura e amedrontada. Por mais que eu me desdobrasse para atendê-la, para agradá-la, ela nunca retribuía minhas atenções com algum sinal de reconhecimento. Hoje percebo que me frustrava inutilmente. Eu poderia ter sido diferente, ela não. Está lá, nos livros: "mau humor, ansiedade, medo e confusão são todas emoções compreensíveis nestas pessoas, especialmente nos estágios iniciais da doença, quando ainda podem perceber que estão perdendo suas capacidades". Causa em mim extremo desconsolo pensar o quanto deve ter sido penoso para ela perceber que seu comportamento estava se modificando, que suas reações se tornavam incontroláveis e intempestivas, e como se não bastasse, não encontrar nas pessoas que a cercavam, dentre as quais eu própria, a desejada receptividade e compreensão para seus reais problemas. Tal situação era agravada pelo fato de que sua dissimulação a respeito do que sentia nos tornava ainda mais incapacitados para saber o que se passava e o que ela de fato sentia. Acreditando que mamãe se tornava mais carente, intransigente e agressiva, não nos ocorria atribuir as novas e perturbadoras esquisitices que ela passava a exibir a outras causas mais graves e ocultas.

Ou seja, ao fim e ao cabo, nenhum de nós estava minimamente preparado para enfrentar as bruscas alterações de vida que a cada qual se impunham.

Um olhar para o cuidador

Tomando como base essa minha experiência, diria que, para um familiar que cuida do paciente, tão importante quanto saber reconhecer as necessidades de seu tutelado é saber reconhecer o que de estranho pode acontecer consigo mesmo ao vivenciar uma tal situação.

Quanto a isso, se bem que de forma ainda incipiente – a par do estudo sobre as causas da demência e do empenho em elaborar drogas que venham retardar a progressão da doença –, a pesquisa sobre o Mal de Alzheimer também se propõe a encontrar formas de ajudar os cuidadores a lidar com seus pacientes.

As recomendações para um cuidador familiar alertam que, tão importante quanto saber quais serão as principais alterações de comportamento apresentadas pelo paciente e de que tipo de cuidados que ele vai precisar, é saber de antemão que a convivência com um familiar demenciado implicará uma série de mudanças em seu próprio modo de vida, além do que deve ter claro, desde o início, que a presença do Alzheimer é um forte fator de desequilíbrio na organização da família. Pela rapidez com que a doença progride, se não for compreendida a tempo, pode comprometer seriamente as medidas de amparo e a proteção prestadas ao doente, bem como minar as melhores expectativas do cuidador do que seria conduzir a situação a bom termo.

As informações que fui obtendo me fizeram ver que, desinformada, parti de falsas premissas, segui regras não executáveis, confiei em infundadas intuições, alimentando sempre expectativas muito além do que seria razoável. Meu total despreparo fez com que passasse uma boa parte do processo esperando de minha mãe atitudes que ela não poderia ter e, outra parte, recriminando-me por tê-lo feito. Nesse sentido, tudo que eu ia descobrindo me levava a inocentar minha mãe de todas as barbaridades que ela cometera. Em contrapartida, quanto mais eu a desculpava, mais me sentia culpada pelos julgamentos que fizera e pela condução desajeitada de algumas situações vividas.

Meu maior pecado não foi, contudo, o de ter tido qualquer atitude física ou verbalmente agressiva contra minha mãe; pelo contrário, para não ter de enfrentá-la, eu criei situações de fuga que, hoje percebo, podem tê-la magoado e indignado e, aí sim, podem tê-la condenado a uma injusta solidão. Mais bem informada, no entanto, reconheci que essa necessidade que eu sentia de algum distanciamento, de alguma trégua, não fora privilégio meu: esse é um sentimento descrito como generalizado entre os cuidadores familiares. Sem saber de minhas necessidades como cuidador, sem poder avaliar o desgaste a que me submetia, eu não compreendia a anormalidade da situação em que nos encontrávamos. Também não me dava conta do quanto eu própria estava sendo violentada pelo que via acontecer com minha mãe, ao mesmo tempo em que, brusca e inesperadamente, tinha invadida minha privacidade e inviabilizados, *sine die*, meus planos de vida.

Hoje me é confortador saber que esses espaços pelos quais eu ansiava são fundamentais para preservar a saúde mental de quem cuida do paciente. Assim também, é esclarecedor saber que quem tem de abrir pausas na convivência é o próprio cuidador, uma vez que a pessoa demenciada, centrada em seus próprios problemas, não tem condições de perceber, avaliar, nem mesmo de aceitar, as necessidades do outro. Se eu soubesse de tudo isso antes, certamente teria me permitido, com mais liberdade, o uso de tais prerrogativas. Sobretudo se pudesse estar convencida de que, em sã consciência, à minha mãe não agradaria saber que, para cuidar dela, eu estivesse pondo em risco minha própria integridade física e mental. Sem medo de exagerar, diria que este é o principal risco para a pessoa que se propõe a cuidar inadvertidamente de um familiar acometido pela Doença de Alzheimer.

Sem ter tudo isso muito claro, a par dos danos físicos e mentais, percebo que me tornei, naquele período, uma pessoa excessivamente vulnerável a críticas e sedenta da aprovação alheia. Lamentavelmente, porém, nem sempre encontramos nas pessoas que não estão familiarizadas com nossos problemas a tão desejada empatia e compreensão. Um olhar estranho, desavisado, porém não de todo privado de razão, sempre tomará a parte mais fraca como sendo aquela do paciente. Contudo, o sofrimento de um cuidador-familiar diante da complexidade da situação que está enfrentando também deve ser levado em conta. Afinal, nenhum de nós, ao nos tornarmos cuidadores, perdemos nossos laços de parentesco ou deixamos de ser as pessoas comuns que sempre fomos; procuramos apenas fazer o melhor numa circunstância que nos é inusitada e extremamente adversa.

Os livros que consultei, em sua maior parte estrangeiros, além de reconhecer as agruras pelas quais passam as famílias envolvidas nessa situação, acenam com várias perspectivas para contornar suas principais dificuldades. Contudo, não se pode ignorar que eles têm por base uma condição social diferente da nossa, via de regra, mais desenvolvida. Isso significa não apenas a existência de melhores recursos e de formas de apoio mais avançadas, como também pressupõe uma outra mentalidade, mais aberta que a nossa, para lidar com esse tipo de problema. Assim, certas práticas, como por exemplo o fato de a família não conseguir cuidar de seu familiar até o final de sua vida, tendo de recorrer ao auxílio de uma instituição, são vistas como uma consequência inevitável, quase uma decorrência natural do processo.

Nós não só não temos tais recursos como também contamos com uma mentalidade tacanha e preconceituosa que concorre, e muito, para aumentar nosso mal-estar e desconforto perante a doença, como se ela, por si só, já não fosse suficiente para nos entristecer, deprimir e desacreditar, até mesmo, de nossa própria sanidade mental.

Intuição e sensibilidade

Apesar de tudo que aprendi, não foi na objetividade do conhecimento científico que encontrei o lenitivo de que precisava para sair do estado obsessivo em que estava. Certamente não caminhei com rumos previamente traçados. A vida foi acontecendo e fui me transformando. Como já tive oportunidade de dizer, mantive-me sempre atenta e aberta a tudo que eu acreditava pudesse trazer alguma luz para esclarecer o que ainda me parecia nebuloso. O calendário acusava já três anos de convivência com a clínica. Mamãe se mantinha bem, apesar da progressão da doença. Continuava a ser bem atendida, causando mínimas preocupações. Não fossem alguns problemas burocráticos que esbarraram na personalidade enrijecida de um juiz novato e vez ou outra algumas inquietantes alterações no quadro de funcionários da clínica, diria que nosso barco deslizava como num mar de rosas. Não eram, pois, problemas externos que me ocupavam: era, tão-somente, a determinação silenciosa de captar algo que ainda me escapava.

Diana

Estávamos no início do ano de 2003 quando, pela primeira vez desde que me interessara pelo assunto, tive acesso a um livro – *Vivendo no labirinto* – escrito por uma portadora do Mal de Alzheimer. Seu nome é Diana Friel McGowin. Nascida em 1937, percebeu os primeiros sintomas que mais tarde se revelaram indicativos do Alzheimer quando ainda em plena atividade profissional, aos 45 anos de idade, o que a caracteriza como uma "paciente jovem".

Antes de entrar nas considerações da percepção que esse livro me trouxe sobre o que se passara com minha mãe, gostaria de traçar, em breves linhas, um esboço do que aprendi sobre Diana, através de seu relato.

Diz ela que, ao saber da situação em que se encontrava e esclarecida sobre o que lhe reservava o futuro marcado pelo Alzheimer, queria a garantia de que seria cuidada e amparada até o final de seus dias. Queria ter a certeza de que não seria encostada num canto para apodrecer, sozinha.

Esse seu desejo a enchia de ansiedade. Ela se desesperava, tinha medo da renúncia, do abandono. Insistia com seu marido para que lhe prometesse que cuidaria dela, que não a deixaria perder-se no labirinto. Ele, por sua vez, numa postura mais racional, lhe dizia que faria por ela tudo o que fosse possível, enquanto lhe fosse possível. Que ela não se preocupasse. Que ele decidiria pelo melhor.

A libertação

Diana sabia que não tinha escolha, sabia que precisaria confiar nele, pois a ele caberiam as decisões. No entanto, ela mesma não se expunha, não revelava a ele nem a ninguém mais os seus problemas; dissimulava e, silenciosamente, alimentava uma grande expectativa, passando, inclusive, a temer pelo que sentiria se as pessoas não agissem de acordo com o que delas ela esperava.

Esse é o labirinto. E ela lá estava, perdida em seus meandros.

Ela reconhecia sua fragilidade, pedia para ser cuidada, mas não se entregava. Ela sabia que estava se tornando dependente e, por isso mesmo, não abria mão do pouco de liberdade que lhe restava. Ela tinha claro que a entrega seria a desistência, um caminho sem volta.

Conscientemente ela reconhecia a impossibilidade de ser fielmente atendida, pois a ninguém é dado sentir o outro como se fosse a si mesmo, de modo que o atendesse no que ele quer, quando ele quer e da forma como ele quer.

Para Diana ainda pesava o agravante de ter tido uma vida conjugal marcada por alguns desentendimentos. As mágoas que guardava desse relacionamento intensificavam-se e faziam-na temer pelo momento presente.

Apesar de toda adversidade, ela encontrou um atalho: o envolvimento com outros pacientes. A possibilidade de ajudar outras pessoas que padeciam os mesmos problemas criou para ela um sentido que a ajudou a superar suas crises e continuar sua luta. A iniciativa de fundar uma associação para discutir a doença promoveu uma inversão em seu comportamento. Em lugar de esconder-se e esconder o que sentia, ela passou a se expor, revelando responsavelmente tudo que se passava com ela.

Como ela mesma confessa, não foi um caminho suave. Mas foi um caminho possível, que lhe assegurou manter por longo tempo sua dignidade e uma relativa independência. E contribuiu a dar a entender aos demais o que se passa com alguém acometido pelo Mal de Alzheimer.

* * * * * * *

Ler o relato de Diana foi esclarecedor e angustiante. Eu nunca tivera a oportunidade de saber como um portador da doença percebe seus problemas e como vai reagindo a eles. Se bem que cada caso seja um caso, nas descrições de Diana eu encontrei algumas pistas que me fizeram perceber, sob um novo prisma, o que vira acontecer com minha mãe. Mais do que saber o que acontecera com Diana, eu estava interessada na forma como ela o percebera, queria saber o que sentira, se havia tido noção clara do que se passava com ela, se notara alterações significativas nos seus relacionamentos, o que esperava dos seus e tudo mais que me permitisse emprestar um significado até então insuspeitado à situação que eu vivera com minha mãe. Eu acreditava que as palavras de Diana poderiam me dizer muito do que não pudera avaliar na época em que mamãe passara a exibir aquelas estranhas alterações em seu comportamento.

Em suas considerações, há um momento em que Diana sintetiza o que ela mais precisava quando percebeu que estava doente e que, suponho, qualquer pessoa que se encontre na mesma situação em que ela se encontrava almeje receber:

> *O que eu queria, ou melhor, o que eu precisava, era de alguém para me assegurar que, a despeito do que o futuro me reservasse, eles ficariam ao meu lado, lutariam minhas batalhas comigo ou, se necessário, por mim. Eu queria a garantia de alguém de que eu não seria abandonada para murchar num canto. Que eles me dariam coragem, amor, apoio moral e, se necessário, cuidariam de mim.*

Essa declaração de Diana é intensa e inquietante. Traduz a consciência que ela teve da condição de dependência total que lhe estava destinada. Diana sabia de antemão que perderia o controle sobre seus atos e que, em algum momento, quisesse ela ou não, sua qualidade de vida estaria sujeita à decisão tomada por terceiros. Daí sua obsessiva insistência pela promessa de que nunca seria abandonada à própria sorte.

Essa angústia de Diana é tão palpável, tão familiar, que me faz ter quase a certeza de que era isso o que minha mãe queria que eu entendesse, embora ela mesma não soubesse como dizê-lo. Na verdade, talvez ela o tenha dito de outras formas. Certamente, foi isso que ela quis dizer quando a levei pela primeira vez a uma consulta psiquiátrica.

Naquele dia, fazendo pouco mais de um mês desde que se instalara no novo apartamento, mamãe teve um descontrole nervoso muito violento. Não lembro detalhes, mas me é muito nítida a sensação de não saber o que fazer diante da fúria que dela se apossou. Muito transtornada, ela gritava comigo, dizendo coisas descabidas. Lembro-me de ouvi-la repetir: "Me bate! Pode bater!" Algo disparatado em nosso relacionamento. Jamais, por pior que tenham sido as circunstâncias, eu cogitei em levantar a mão contra minha mãe. Não consigo nem mesmo imaginar como isso seria possível. Mas era isso o que ela me dizia. Ela se sentia ameaçada por mim! E eu me sentia perdida diante dela.

    Sem saber o que fazer, sem conseguir acalmá-la, deixei-a em companhia de minha empregada e saí pela rua em busca de algum tipo de ajuda. Esta me veio na forma de uma indicação para que procurasse por um médico psiquiatra que avaliasse o que estava ocorrendo com ela. Consegui uma consulta para a tarde daquele mesmo dia. Senti que ela me acompanhava ressabiada e eu mesma, apesar da determinação em atendê-la, também não me sentia à vontade, posto que sabia que, para minha mãe, ser tratada pela psiquiatria significava o mesmo que admitir que ela estivesse louca.

    Entardecia quando lá chegamos. O médico atendia num consultório instalado em sua própria casa, situada num bairro de elite, num terreno amplo, sombreado por árvores imensas, em meio a um belo jardim. Tal ambiente em nada fazia supor a finalidade que lá nos levara. Tão logo entramos, minha mãe me surpreendeu com uma declaração despropositada. Disse-me num tom firme, raivoso e incisivo que, se eu a deixasse lá internada, ela se mataria. Creio que, por se tratar de um consultório pouco convencional, ela tenha tomado a propriedade por um sanatório. Essa circunstância, associada ao ataque de nervos que a acometera naquele dia e à minha impotência diante dela, deve tê-la feito acreditar que eu, não sabendo mais como lidar com ela, poderia pretender interná-la por insanidade mental. Apesar de todas as dificuldades, eu, até então, jamais cogitara qualquer coisa nesse sentido. Tomando por base os meus sentimentos, seus receios eram totalmente infundados. Procurei apaziguá-la, reiterando que estávamos lá apenas para fazer uma consulta, na tentativa de ajudá-la a sentir-se mais calma.

    Hoje, lendo a declaração de Diana, essa lembrança me ocorre e me faz ver que talvez minha mãe tivesse mais clara do que eu a noção da gravidade do que estava acontecendo com ela. Quiçá ela percebesse o quão difícil estava sendo para mim conviver com ela, o quanto me ressentia com tudo isso e como me sentia desorientada. Havíamos perdido, sem dúvida, a descontração e a harmonia de outros tempos, e isso poderia estar tornado-a insegura e com medo que eu a abandonasse. Ou, quem sabe, a desconfiança e o medo de abandono fossem apenas distúrbios decorrentes da evolução da própria doença, independentes do grau de consciência que ela tivesse sobre as dificuldades de controlar seu comportamento tão desequilibrado. Seja lá qual for a explicação, suas palavras denunciam o temor que ela sentia de ficar à mercê de meu arbítrio caso viesse a perder o controle sobre sua própria vida.

* * * * * * *

As confidências de Diana me deram chaves preciosas para reinterpretar muitas das coisas que haviam se passado com minha mãe. A mais importante delas, talvez, tenha sido o fato de Diana revelar que percebia perfeitamente bem as primeiras coisas estranhas que, fugindo ao seu controle, passaram a ocorrer com ela em decorrência da doença. Diz ela ter tido plena consciência do mal-estar que sentia quando, fora de casa, começou a não reconhecer o lugar em que se encontrava. Entrava em desespero por não saber como voltar; sentia vergonha por não conseguir encontrar a saída de um lugar qualquer, já conhecido; percebia que, ao ter-se perdido, ficava vagando por um longo tempo até se reorientar. Tudo isso a deixava muito preocupada e humilhada.

Essas confissões de Diana me levam a pensar que também minha mãe deve ter notado sua desorientação logo de início, mas, por vergonha ou talvez por receio de perder sua autonomia para andar livremente como sempre o fizera até então, procurava evitar que eu ficasse sabendo. Entretanto, não evitava que algumas pessoas, preocupadas com sua segurança, viessem me avisar. "Outro dia minha filha encontrou sua mãe perdida nas proximidades do metrô e a trouxe para casa. Isso é muito perigoso." Ou então: "Estamos preocupados com sua mãe. Na última vez em que veio nos visitar ela tomou um ônibus errado e demorou muito a chegar em sua casa."

Quando adoeceu Diana era ainda jovem, de sorte que parte significativa de sua vida estava organizada em função de sua atividade profissional. Quando começou a ter dificuldades para reconhecer pessoas e a demonstrar falhas em sua função, Diana sentiu-se ameaçada. Para evitar que as pessoas percebessem o que se passava com ela, foi contornando situações e, no limite, mudando de emprego, sempre consciente das perdas gradativas que sofria e dos expedientes que usava para esconder sua situação dos demais.

Diferentemente de Diana, minha mãe nunca foi informada sobre a natureza e gravidade de sua doença. Ela sabia que havia algo estranho ocorrendo com ela. Daí sua busca frenética por um diagnóstico. No entanto, suas queixas eram mais pontuais, deixando transparecer que o que mais a incomodava eram dores que a cada momento se manifestavam em partes diferentes de seu corpo e limitavam seu desempenho físico. Era esse o foco principal de suas queixas. No entanto, hoje está bem claro, ela já vinha apresentando algumas perdas discretas de memória, de habilidades, de entusiasmo e, sem sombra de dúvida, de paciência e bom humor. Provavelmente, a exemplo do que aconteceu com Diana, minha mãe também tenha inventado recursos para esconder o que de mais preocupante se passava com ela. A exemplo do que ocorreu com Diana, sou levada a crer que, também no caso de minha mãe, o receio do que poderia lhe acontecer – se revelasse seu segredo – fez com que ela suportasse, por longo tempo, sozinha, o peso de uma situação que, mesmo partilhada, já seria difícil de ser enfrentada.

Diana deixa bem claro que, além da vergonha que sentia e da baixa autoestima que desenvolveu, o principal motivo que a impedia de comunicar seus problemas aos seus familiares era o medo da reação que eles teriam diante de suas fragilidades e da coerção que poderiam exercer sobre ela, cerceando parte de sua autonomia. Mais ainda, revela que o receio de ser magoada por eles fazia com que ela ficasse antecipando os possíveis comportamentos que teriam e, ainda, pressentindo a sua própria infelicidade diante de cada atitude que a desgostasse.

Tudo isso faz um incrível sentido quando comparado ao que vi acontecer com minha mãe.

Creio que o episódio da bermuda azul, tomado por mim como o estopim da crise que se deflagrou, não deve ter representado para mamãe o primeiro sinal da estranheza que a dominava, mas sim o desvendar de uma pista denunciadora do segredo que guardava. A bermuda azul, usada com displicência, foi o vilão na trama que ela urdira para dissimular suas dificuldades.

O depoimento de Diana vem apenas referendar algo de que eu já suspeitava: que a conduta de minha mãe não se modificou de uma hora para a outra, mas vinha sendo sutilmente alterada. Suponho que um olhar atento e treinado poderia ter percebido que algo de estranho estivesse acontecendo com ela. Não foi, porém, esse o meu olhar. Eu só me dei conta de que havia algo de anormal quando alertada sobre estranhezas em sua conduta. Mas é a própria Diana quem me tranquiliza quanto à minha insuspeição sobre a insanidade de minha mãe ao contar que uma vez, na época em que ainda tentava acobertar sua doença, contemplando-se no espelho ela constatara que, olhando para ela, ninguém poderia dizer que ela "já não fosse perfeita". Queria dizer com isso que, sabendo dissimular, dificilmente alguém perceberia, a seu respeito, o que ela não quisesse revelar. Essa constatação de Diana me permite supor que também minha mãe tenha passado um longo tempo tentando – e conseguindo – ludibriar nossa percepção sobre seus reais problemas.

Aliás, o artifício que minha mãe usava para "não" falar do que sentia era dizer que nós não sabíamos da missa um terço. Desse modo, a seu ver, ela nos poupava preocupações. Hoje talvez isso faça um outro sentido, mas, na ocasião, era até engraçado, porque o que ela mais fazia nesta vida era queixar-se de suas dores para um e para outro, sempre pedindo segredo. "Eu tenho um segredo", revela Diana, era um jogo que ela também praticava com o objetivo de que ninguém descobrisse suas fraquezas.

Diz ela que perder sua inteligência, sua memória, sua orientação direcional, suas capacidades mentais e físicas fazia com que se sentisse cada vez mais envergonhada "emocionalmente". As atitudes de incentivo que a exortavam a fazer coisas que haviam se tornado além de sua capacidade soavam-lhe sempre confusas e frustrantes, e contribuíam para diminuir ainda mais sua autoestima. Daí a mentira deliberada, tentando, sempre que possível, burlar a vigilância sobre ela.

Minha mãe também passou por tudo isso. Penso em quantas coisas ela foi deixando de fazer, movida por razões que só ela mesma sabia, desculpando-se com explicações que nada tinham a ver com o que estava acontecendo, induzindo-nos, dessa forma, a falsas interpretações e a exortações que nunca lograram os resultados por nós esperados.

Nesse sentido, as revelações de Diana causaram-me um forte impacto. Imaginar que, a exemplo dela, minha mãe também tivera, durante a maior parte do tempo, a percepção clara do que lhe acontecia, alterava sobremodo a compreensão do que se passara conosco.

À luz do depoimento de Diana, imagino que o sofrimento de minha mãe tenha sido tremendamente maior do que pude suspeitar. Sim, porque, não sabendo o que realmente se passava com ela, eu não só interpretava tudo dentro do referencial que me era dado conhecer, como também me baseava na sinalização que ela me oferecia. Tanto que minha intenção básica foi sempre a de garantir-lhe condições de preservar um mínimo de sua independência, acreditando que era disso que ela mais se ressentia. Quando, na verdade, talvez ela estivesse mais precisando, mesmo sem um querer deliberado, da segurança de que eu estaria o tempo todo ao seu lado.

Como jamais me ocorreu a hipótese de algum dia em minha vida vir a abandonar minha mãe, também nunca me ocorreu dizer isso a ela. Apesar de querer que minha mãe recuperasse alguma liberdade, voltando a viver em sua própria casa, nunca imaginei que ela pudesse se sentir abandonada. Contudo, quando tomo como base o depoimento de Diana, vejo que seu receio de não ser compreendida, de não ser dignamente tratada, de ser deixada à própria sorte, era muito forte. Seu estado de espírito, diz ela, exigia dos demais uma reiterada garantia de que ela nunca seria desamparada.

Na verdade, hoje eu sei, o sentimento de abandono vinha dominando minha mãe desde há muito, bem antes de ela ficar sob meus cuidados. Nas histórias que criara a respeito de sua vida, contada a terceiros, quando ainda morava em São Paulo, ela se dizia abandonada pela família, vítima de um descaso que jamais existiu. Isso tudo, felizmente, só vim a saber depois de ela ter perdido a noção de quem éramos e de onde ela estava. Foi melhor assim; ao menos fomos poupadas de mais um desgaste desnecessário, que nos teria sido muito difícil suportar.

Em síntese, a abordagem de Diana, na perspectiva de portadora do Alzheimer, permitiu-me reconsiderar, sob uma nova ótica, boa parte de minha experiência com minha mãe. Muito clara em seus propósitos de partilhar sua luta com aqueles que "precisam saber", ela me fez tocar, inúmeras vezes, o dedo na ferida. E isso me fez sofrer mais uma vez. Generosa, porém, ela mesma nos oferece um bálsamo:

> *A pessoa [que cuida do paciente] teria que ser divina para sempre saber quando ser firme e quando ser gentil, quando confrontar e quando se manter em silêncio, quando o paciente precisa ser sustentado e confortado, e quando deixá-lo sozinho com seus sonhos. Já que você não é divino, recomendo que faça uma prece pedindo a orientação divina. O paciente faz isso – o tempo todo.*

Diana me faz crer que o Alzheimer pode apontar um caminho que nos revele nosso Deus interior, seja ele qual for.

Iris

Na época em que lia *Vivendo no labirinto*, assisti a um filme – "*Iris*" – baseado na história de vida de uma escritora irlandesa, Iris Murdoch, também vítima do Mal de Alzheimer. Por coincidência nascida no mesmo ano que minha mãe, 1919. E, mais ainda, sendo acometida pela doença na mesma época em que o foi minha mãe, em meados da década de 1990.

Diferentemente do que ocorreu com mamãe, no entanto, Iris veio a falecer três semanas após ter sido levada para uma clínica especializada, no ano de 1999, apenas dois anos após ter percebido que se encontrava doente. Enquanto minha mãe, após ser internada, reagiu favoravelmente ao tratamento recebido na clínica e durante três anos gozou do que eu considero uma abençoada e apaziguante sobrevida.

O filme, belíssimo, que o próprio diretor afirma não ter a pretensão de ser um retrato fiel da realidade, trouxe à luz reminiscências de fatos ocorridos conosco e despertou sensações que vivi ao cuidar de minha mãe. Abandonei-me à emoção e revivi, na pele de John, o marido que conviveu com Iris nesse período crítico, uma avalanche de situações dolorosamente familiares. A magnífica capacidade de interpretação do ator, premiado com o Oscar por sua atuação nesse filme, aliada ao fato de ele ter aceito papel tão delicado e de ter incorporado com tanta propriedade a situação de vida que estava representando, permitiu-me reconhecer em seu rosto as minhas emoções, em suas atitudes as minhas lutas, em suas ilusões as minhas esperanças.

Ousaria até mesmo generalizar, afirmando que, para nós, parentes cuidadores, capturados desde o início pela trama que nos parece ser tão familiar, o drama vivido por John e Iris, pairando por sobre as diferenças culturais que deles nos distinguem, apresenta-se como a mais fiel representação das insólitas situações que vivemos. Identificados com sua história, constatamos que cometemos com absurda naturalidade, os mesmos equívocos e alimentamos as mesmas vãs esperanças.

Sim, porque, de certo modo, nós, na tarefa de cuidadores, lúcidos que deveríamos estar, acreditamos, como o fez John, na possibilidade de reverter um quadro que desde o início nos é apresentado como irreversível. Até não estarmos convencidos da nossa impotência, até não nos esgotarmos física e mentalmente, vamos tentando nadar contra a corrente, arrastando conosco nosso infeliz familiar, pedindo que ele reaja, que ele se esforce, que ele se mantenha alerta, que não esmoreça. Como se uma férrea vontade de parte a parte criasse a força necessária e suficiente para fazer com que tudo voltasse a ser como era.

Desenvolvido na perspectiva do narrador cuidador, o filme revela com maestria a forma pela qual a Síndrome de Alzheimer transforma nosso cotidiano numa interminável contenda. Nem tanto pelas situações em si mesmas, de certo modo corriqueiras àqueles familiarizados com os percalços dessa doença, mas sobretudo por reações e sentimentos manifestados pelos protagonistas diante delas é que ele nos captura. Tanto Iris como John apresentam-se convincentes e irrepreensíveis. Mas, para nós, cuidadores, o papel de John é bem mais inquietante.

Reconheci, nos de John, muitos de meus comportamentos. A insistência inicial para que Iris continuasse a fazer o que ela já se mostrava incapaz de fazê-lo, lembrou-me eu mesma, pedindo à minha mãe que não se deixasse vencer pelo desânimo. Que andasse um pouco, que fosse ao cinema, que aceitasse alguns convites para sair, que procurasse se distrair, que retomasse algumas das atividades que até há pouco tanto a entretinham.

Identifiquei como minha a perplexidade de John diante de algumas situações inesperadas: seu desconcerto ao ver Iris tornar-se alvo da curiosidade de estranhos; sua persistência em manter certos hábitos dela no dia a dia, como se sua prática pudesse restaurar uma capacidade perdida; a desconversa e o entusiasmo patético com que ele tentava dissimular a realidade que enfrentavam; as desculpas esfarrapadas que ele criava para justificar alguma situação mais embaraçosa, ou seja, muito daquilo com que qualquer um de nós – familiares iniciados – deparamos em nossa rotina particular.

Na pele de John, procurando reanimar Iris, tentando minimizar a dor que ele supunha que ela estivesse sentindo, acreditando, se bem que ilusoriamente, em seu potencial, eu me reconheci – ao lidar com minha mãe – tão despreparada quanto ele para a nova realidade. Creio que, a exemplo de nossos familiares demenciados, nós, cuidadores, também adquirimos ao longo do processo algumas peculiaridades. A meu ver, é em razão delas que um filme como *Iris* faz que nos identifiquemos com seus personagens e, ao mesmo tempo, nos sintamos atores em nossa própria história.

Enquanto John está com Iris naquele consultório médico, tentando minimizar o fato de ela não se lembrar do nome do primeiro-ministro da Inglaterra, vejo-me sentada ao lado de minha mãe, submetida a um interrogatório formulado com perguntas semelhantes àquelas feitas a Iris. "Dona Zulina, que dia é hoje? Em que mês estamos? Me diga o nome de três políticos... de três pessoas conhecidas... de três parentes seus... de três produtos de limpeza... de três frutas."

Quem já passou por isso sabe o constrangimento e a dor de participar com seu familiar desse tipo de ritual que pretende diagnosticar a demência. Conhece a situação patética de testemunhar sua absoluta impotência diante da constatação inequívoca das limitações que vão bloqueando sua mente.

A exemplo do acontecido com John, eu também me vejo acompanhando tudo, consternada e ao mesmo tempo assombrada. O que estava acontecendo com minha mãe? Como ela havia ficado tão limitada? Como eu não me dera conta da extensão do seu problema? Como ela estaria se sentindo agora? O quanto percebia do que lhe estava acontecendo? Estaria ela amedrontada? Envergonhada? Constrangida? Humilhada?

E Iris? O que ela sentia? Pouco depois de encerrada a consulta, já a sós com o marido, num repente, como se tivesse saído do nada, Iris evoca o nome do primeiro-ministro: "John Blair!!", diz ela. A informação, tão banal, reveste-se de suma importância, denunciada pela indisfarçável expressão de júbilo que ilumina seu rosto. Reforçada, ainda, pelo efusivo beneplácito de John: "Isso mesmo! Você sabe, eu sei que você sabe!"

Eu, no entanto, suspeitava que mamãe já não soubesse. A exemplo do que ocorrera com John, eu também não queria isso para ela. Queria poder tê-la poupado da humilhação de não responder o nome de um produto de limpeza! Vendo a atitude de John, penso que eu também poderia ter sido franca e incisiva com o médico, abreviando aquele ridículo e humilhante interrogatório! Mas nada disso eu fiz. Abobalhada e quiçá mais assustada que ela, mantive-me resignadamente calada, como se estivesse consentindo com o procedimento adotado. Desta feita, contudo, John resgatou minha dignidade, sugerindo educada, mas incisivamente, que Iris estava cansada, e que devia ser liberada.

Enquanto assistia ao filme projetado na tela, outro filme, dentro de mim, me mostrava como eu, na mesma situação, me sentira duplicada. Não em termos de alguma indecisão, do que fazer, ou da incerteza diante de um dilema, mas em termos de ser, absurdamente, ao mesmo tempo, duas entidades. Percebi que enquanto uma de mim se mantinha presa, inerme, vazia, atada à cadeira, a outra assistia a tudo o que acontecia naquele pequeno consultório, gravando na mente, a ferro e fogo, a sentença de nossa condenação. Era isso o que a medicina, representada na pessoa daquele médico, tinha a nos oferecer naquele momento: um rito de indizível crueldade. Ao deixar o consultório, minha mãe e eu éramos outras pessoas. Havíamos sido iniciadas para participar de uma estranha seita, com regras e cerimônias próprias.

Na história de Iris, num diálogo travado com seu médico, essa percepção se traduz em suas próprias palavras:

A libertação

> *Eu sei o que a palavra [inexorável] significa... para mim...*
> *para nós...*
> *Eu sei o que significa e não me surpreende.*
> *Assusta-me, mas às vezes não me assusta mais.*
> *E isso é muito ruim porque está me vencendo, certo?*
> *Ela vai vencer, diz o médico.*
> *Exato, ela vai vencer. Obrigada pela sinceridade, conclui ela.*

Diante dessa revelação, diferentemente de Iris, que insiste em saber o que a espera, ou melhor, o que os espera, John começa negando a realidade. Recusando-se a aceitar o veredicto médico, ele se contrapõe ao destino traçado pela doença e se dispõe a lutar contra ela. Ele simplesmente se nega a acreditar que a doença vai vencê-los e, deliberadamente, pretende se interpor entre ela e Iris. Crendo que terá poder e forças para fazê-lo, ele assume o compromisso de manter Iris vigilante e ativa, incentivando-a a prosseguir fazendo o que ela sempre mais valorizou em sua vida: escrever. É nisso que ele concentra suas atenções, é desse modo que ele imagina poder ajudá-la e é através desse desempenho que Iris lhe fornece os parâmetros para avaliar seu estado mental. Em seus devaneios ele imagina que ela vai continuar escrevendo, como sempre o fez, pois é nisso que reside seu bem maior. Ela precisa lutar e se lembrar das palavras, não pode esquecê-las; afinal, ele sabe, são elas que representam para Iris o que de mais importante confere sentido à sua vida.

Nesse contexto, a vigilância e a ansiedade de John são palpáveis. Nelas reconheço o modo como me sentia em relação à minha mãe: sempre alerta, atenta, em sobressalto, querendo adivinhar através de seus atos o que de estranho se passava com ela. Instigando-a a reagir, a nunca esmorecer.

Imbuído da necessidade de manter Iris ativa e íntegra, John não se dá conta de que sua própria conduta está sendo insana e equivocada. A sensação de perda lhe é insuportável e ele faz de tudo para evitá-la. Não encontrando respaldo na realidade, ele se ilude e procura iludir aos demais, reiterando que ela ainda sabe o que deve fazer para escrever e nunca se rendendo às evidências, cada vez mais nítidas, de sua incapacidade. Dela e dele.

Creio que em essência essa é a trajetória de todos que trilhamos a senda do Alzheimer: superestimar a capacidade do outro, não querer acreditar no que estamos vendo, por ser apavorante demais. Dissimular a realidade, menos para escondê-la do que para não admitir que possa nos faltar força para enfrentá-la.

A conformação à situação, para John, não é linear nem suave. Preocupado com Iris, ele não se dá conta do abatimento físico e moral que o aflige e de como isso está comprometendo a qualidade de vida deles dois. As perdas se denunciam na degeneração de seus hábitos alimentares e de higiene, levando o ambiente a um patamar extremo de caos e insalubridade; no crescente conflito em seu relacionamento, provocado pelo comportamento apegado que Iris desenvolve em relação a ele e pela impaciência com que ele passa a lidar com isso; nas crises de desespero, descontrole e impotência, resultando, no limite, em sérios riscos à integridade de ambos.

Não nos esqueçamos de que este filme, no dizer do diretor, não pretende ater-se à fiel realidade. Mas é nessa parcial ficção que nós, cuidadores, nos reconhecemos e entramos em ressonância com nossos mais profundos sentimentos. As cenas são por demais familiares para nos deixar indiferentes ao que ali se passa.

As limitações impostas pelo Mal de Alzheimer – da parte de Iris pela doença propriamente dita, e da parte de John pelo cansaço, pelo esgotamento e, sobretudo, pela frustração de não ter qualquer reciprocidade por parte da companheira – vão minando a olhos vistos a intenção inicial dele, de fazer regredir a doença através de pura tenacidade. As exigências são crescentes e inesgotáveis, e John se debate sozinho para cumpri-las. Custou-lhe muito, porém, admitir sua impotência para prosseguir cuidando da esposa. Na verdade, depois ele reconhece: contrariando as aparências, era ele, mais que ela, quem ainda precisava muito de sua companhia.

Nesse sentido, o da importância que conferimos à harmonia numa relação afetiva, o filme é magistral. Ele toca em algo que reputo como sendo, de longe, a mais dura perda a que somos condenados: a oportunidade de qualquer reconciliação com nosso parente. Mais cruel, a meu ver, do que aquela selada pela morte definitiva. Vitimada pelo Alzheimer, a pessoa, ou aquilo que dela nos resta, permanece ali, ao nosso lado, indiferente, inerme, vazia.

No filme vemos a tenacidade com que John pretende obter de Iris uma cumplicidade que ela nunca lhe concedera enquanto lúcida, mas da qual ele nunca desistira. Descontrolado, ele chega até mesmo a se insurgir fisicamente contra ela, exigindo que ela lhe dê uma satisfação, uma mostra de atenção. Afinal, foi ela quem o abandonou, negando-se a qualquer acerto de contas criadas em seu passado comum. Ele não se conforma em vê-la ensimesmada, recolhida ao seu mundo interior, como se ela lhe houvesse deixado apenas um corpo quase despersonificado, por meio do qual ele, embora insista, já não consegue reconhecer a mulher que ele tanto amara e admirara.

De qualquer modo, a exemplo do que ocorre com qualquer um de nós, há um momento em que ele também desiste da luta, rende-se às evidências de sua impotência e se curva ao peso dessa nova e tão temida solidão.

O declínio

A progressão da doença de mamãe ao longo desses três anos de permanência na clínica deixava longe a euforia que me tomara nos primeiros tempos. De há muito ela deixara de fazer passeios externos na comunidade local. O registro de suas atividades diárias já não contava seus progressos, tão animadores que haviam sido: "A Zulina foi ao lago, viu os peixinhos... Foi ao mercado com os colegas... Fez isto e aquilo". Também ficou para trás o tempo das longas caminhadas pelo pátio e jardins da clínica, nas visitas que fazíamos. Chegou o tempo em que ela passou a ficar sempre sentada, levantando-se apenas quando apoiada, para ser alimentada, trocada ou recolhida a seus aposentos. Ela também quase já não falava, restringindo-se a revirar vezes sem fim seu brinquedinho preferido.

Saber que tais perdas eram inevitáveis e confiar na orientação médica que ela recebia me permitia, apesar de tudo, desfrutar intensamente os momentos que passava com ela. Se a recíproca em termos do que eu sentia por ela for verdadeira, diria que nunca em nossa vida havíamos sido tão íntimas e felizes. Embora soubesse que minha mãe teria sua vida abreviada pela doença, depois de tê-la internado eu já não pensava em sua morte nem a temia. Tanto que não me dei conta disso quando o momento foi se aproximando. É evidente que eu sabia que corria o risco de não estar ao seu lado quando isso viesse a ocorrer, mas não deixava esses maus pensamentos toldarem nossos momentos de aconchego. Além do que, a maior parte dos doentes, antes de partir, atinge um estágio da mais profunda debilidade. Não foi assim com minha mãe. Ela acabou tendo morte súbita, sentada à mesa do café, depois de ter sido acordada e banhada como de hábito, sem que nada em sua conduta fizesse suspeitar aos cuidadores o que estava por acontecer.

Diria que a forma repentina como ela morreu surpreendeu a todos que com ela conviviam, inclusive a seu próprio médico. Tudo se deu tão rapidamente que, embora socorrida de imediato, ela não logrou chegar ao hospital com vida. Em seu atestado de óbito as causas apontadas foram: parada respiratória, infarto agudo do miocárdio, insuficiência coronariana e Mal de Alzheimer. Explicações clinicamente plausíveis e convincentes dentro do quadro de evolução de sua doença.

Mesmo que justificada e pertinente, porém, para os mais próximos a morte nunca se resume a uma mera questão de plausibilidade nem consegue ser pensada como sendo simplesmente o acontecimento que encerra uma história de vida. A ocorrência da morte, diferentemente de tantos outros eventos, atrela a si fatos que certamente estariam fadados ao esquecimento não fosse sua proximidade com esse momento final e os diferencia dos demais, como se neles houvesse algum sentido oculto a ser revelado.

Ao pensar na morte de minha mãe, difícil seria saber o que se passou com ela pouco antes do acontecido, posto que seu semblante já pouco revelava o que lhe ia na alma. Talvez tenha sido isso que me levou a forjar, entre coisas que eu própria vivi nos dias que precederam sua morte, relações que criaram um sentido que amenizou e eternizou, em mim, o momento da nossa separação.

Virgínia

A poucos dias de sua morte, sensibilizada pelas histórias de Diana e Iris, minha compreensão sobre a situação de minha mãe na doença ganhara novos contornos. Naquele que, eu não sabia, seria nosso último encontro, ao chegar encontrei-a bem, fomos conhecer seu novo quarto e depois, no pátio, ficamos, como de hábito, sentadas frente a frente. Como sempre, eu a olhava tentando adivinhar como ela estava, perguntava-lhe coisas que ela não mais respondia e lhe contava outras, buscando prender sua atenção. Quando me dei conta, sem premeditar, estava lhe abrindo de vez meu coração, falando da nossa atual circunstância, do amor que lhe devotava, da gratidão por vê-la em paz, serena, sem sofrimento. Disse a ela que, apesar de tudo de ruim que nos acontecera, eu sentia que nos últimos tempos nossa vida se modificara para melhor, assegurando-lhe que nosso afeto certamente se fortalecera, tornando-nos mais próximas do que sempre havíamos sido. Pedi que me perdoasse pelo muito que não fizera, pelos erros que cometera, pela fraqueza em certos momentos. Disse-lhe que me recuperara, que já me sentia mais segura, que ela não se preocupasse comigo. Falava tudo em meio a beijos e afagos, chorando mansamente, enquanto ela sorria, terna. Voltei para casa inundada pela sensação de que

A libertação

o que ali se dera fora um verdadeiro encontro, marcado por profundo entendimento, como se pela primeira vez nossas almas houvessem entrado em perfeita comunhão.

Alguns dias depois, ainda naquela mesma semana, assisti pela primeira vez ao filme *As horas*. Ao voltar do cinema, sentia-me um tanto absorta, ainda presa ao contexto do filme que me sensibilizara de uma forma estranha que não saberia exatamente definir. Está claro que tais sensações tinham a ver com minha relação com mamãe, posto que a principal personagem, representando Virgínia Wolf, lutava com as perturbações de uma insanidade mental.

Vivamente impressionada, naquela noite custei a conciliar o sono. Na madrugada acordei sobressaltada, desperta como se não estivera a dormir. Em minha mente se reproduzia uma cena do filme, na qual a protagonista conversava com seu marido numa estação ferroviária de um subúrbio de Londres, após uma frustrada tentativa de fuga que ela fizera. A precisão do diálogo que reproduzo a seguir eu só a obtive tempos depois. No entanto, soube de imediato que fora essa a cena do filme que tivera o poder de me inquietar, embora eu ainda não soubesse por quê. O diálogo travado entre eles tinha para mim um significado próprio. Tudo se passava como se essa cena pudesse ser protagonizada por mim e minha mãe, como parte de nossa própria história. A atitude tensa e preocupada do marido, guardião e zeloso; o desalento e a indignação de Virgínia, mais uma vez frustrada em sua tentativa de fuga, eram-me de todo familiares.

> *ELA: Mr. Wolf, que prazer inesperado!*
> *ELE: Pode me dizer o que acha que está fazendo?*
> *ELA: O que eu estou fazendo?*
> *ELE: Procurei por você. Você havia saído.*
> *ELA: Estava trabalhando no jardim. Não quis perturbá-lo.*
> *ELE: Você me perturba quando desaparece!*
> *ELA: Eu não desapareci. Fui dar uma volta.*
> *ELE: Uma volta? Só isso? Uma volta! Vamos para casa. Nelly está fazendo o jantar. Ela teve um dia difícil. Temos obrigação de jantar.*
> *ELA: Não existe tal obrigação. Tal obrigação não existe!*
> *ELE: Virgínia, você tem obrigação para com sua sanidade.*
> *ELA: Aguentei demais essa proteção. Aguentei demais essa prisão.*
> *ELE: Virgínia...*
> *ELA: Sou constantemente tratada por médicos. Sempre...*

tratada por médicos que dizem o que é melhor para mim.
ELE: Eles sabem o que é melhor!
ELA: Claro que não! Não sabem o que é melhor para mim!
ELE: Sei o quanto deve ser difícil... para uma mulher com os seus...
ELA: Com os meus o quê?
ELE: ... seus talentos, ver que não pode julgar o que é melhor para si própria.
ELA: Quem poderia julgar?
ELE: Você tem um histórico. De confinamento. Viemos para Richmond porque você tem crises... melancolia... perda de memória... alucinações auditivas. Nós a trouxemos para cá para evitar que você mesma se ferisse. Já tentou se matar duas vezes! Vivo sob essa ameaça. Não compramos essa prensa tipográfica por comprar. Não a compramos à toa, mas para que você tivesse uma fonte de ocupação e terapia.
ELA: Como o bordado?
ELE: Fiz isso por você! Para você melhorar! Fiz isso por amor! Se não a conhecesse ia achar ingratidão.
ELA: Eu sou ingrata? Está me chamando de ingrata? Minha vida foi roubada. Estou vivendo numa cidade onde não quero viver. Vivo uma vida que não desejo viver. Como isso foi acontecer? Chegou a hora de voltarmos para Londres. Sinto falta de Londres. Sinto falta da vida de Londres.
ELE: Não é você que está falando, Virgínia. Este é um aspecto da doença.
ELA: É a minha voz! A minha voz – e só minha!
ELE: É a voz que você ouve.
ELA: Não! É a minha voz! Estou definhando nesta cidade.
ELE: Se pensasse com clareza lembraria que era Londres que a deprimia.
ELA: Se eu pensasse com clareza? Se eu pensasse com clareza?
ELE: Nós a trouxemos para cá para lhe dar um pouco de paz.

A libertação

> ELA: *Se eu pensasse com clareza, Leonard, eu lhe diria que luto sozinha na mais profunda escuridão e que só eu sei, só eu posso entender o estado em que estou. Você diz viver sob a ameaça de meu desaparecimento. Leonard, eu também vivo sob essa ameaça. É um direito que eu tenho. Que todo ser humano tem. Não quero a calma sufocante dos subúrbios. Prefiro o solavanco violento da capital. É minha escolha. Mesmo o mais humilde dos pacientes pode expressar sua opinião sobre o tratamento que lhe é dado. É isso que define a condição do ser humano. Gostaria, como você, de ser feliz no meio deste sossego. Mas, se tiver de escolher entre Richmond e a morte, prefiro a morte!*
>
> ELE: *Muito bem. Que seja Londres. Voltaremos para Londres.*
>
> ELA: *Não se pode ter paz evitando a vida, Leonard.*

Na medida em que via e revia continuamente a mesma cena, gravada que ficara em minha mente, fui tomada por uma fortíssima emoção.

Através dela percebi algo que a mim se revelava total e nitidamente naquele exato momento. Ela teve o efeito de um toque sutil, ordenando, como num passe de mágica, todas as peças do quebra-cabeça que viera tentando compor ao longo do tempo. O significado que apreendi do que via acontecer entre eles, e que emprestei à minha própria história, foi o de que tudo o que Leonard fizera por Virgínia, sua obsessão em protegê-la, em zelar por ela, em tentar afastá-la dos perigos, para ela resultara em vão. Embora fosse disso que ela precisasse para sobreviver, não era isso o que ela queria para viver.

A revolta de Virgínia, tão firme e indignada diante da consternação do marido, fez-me perceber que nada do que ele pudesse ter feito poderia tê-la resguardado das ameaças que brotavam dentro dela mesma, bem como nada do que ela fizesse poderia tê-lo impedido de tentar que ela não sucumbisse aos desígnios traçados pela doença.

No abatimento e na perplexidade de Leonard posso ver o quanto ele queria que Virgínia o compreendesse. Queria que ela reconhecesse seu empenho, sua dedicação, sua bondade. Queria que ela se sensibilizasse com sua consternação, que ela percebesse seu desalento diante da indiferença que ela estava a demonstrar. Queria que ela o considerasse, que aplacasse a angústia que ele sentia em perdê-la.

Virgínia, contudo, não tinha olhos para Leonard.

Virgínia se ocupava em vivenciar o terror da própria morte. Uma morte que só ela conhecia. O que ela pedia a Leonard lhe parecia tão pouco! Apenas a liberdade de seguir seu próprio caminho que, sabia, ela o faria na mais absoluta solidão.

Em minha mente, hipnotizada, a reprodução da cena persiste. Sei que ainda há algo que de mim se oculta. Permaneço atenta, imobilizada, procuro entender. Chama-me a atenção a insólita observação de Leonard sobre a possibilidade de Virgínia pensar com clareza sobre o que ela sentia quando, já doente, ainda morava em Londres:

Se pensasse com clareza lembraria que era Londres que a deprimia.

O tom indignado com que Virgínia contesta essa sua colocação; a firmeza de sua argumentação; a clareza com que expõe a sua situação calam fundo em minha alma. Vejo que ela, tão-somente, defende com veemência um direito inalienável da sua condição humana: a liberdade de decidir por seu destino. A despeito da particularização que faz da situação, a voragem de suas palavras põe por terra quaisquer resquícios de resistência que ainda pudessem persistir na mente de Leonard, cuja imediata aquiescência simboliza total rendição. Ele finalmente compreendera que a discussão entre cidade e campo apenas servia para dissimular a verdadeira questão: a de que haviam chegado a uma encruzilhada a partir da qual cada um tomaria o seu próprio caminho. Nesse ponto, nada poderia mudar o rumo das coisas: Virgínia, inapelavelmente, seguiria só.

Suavemente comecei a me desprender daquele envolvimento. Voltando à consciência de mim mesma, eu me senti invadir por uma confortante sensação de liberdade. Percebi que, a partir de então, qualquer coisa que pensasse a respeito do que acontecera entre minha mãe e mim fazia sentido. O caos em minha mente cedera lugar a uma cabal compreensão. Eu conseguira entender! Finalmente, eu conseguira!

Agradeci por isso e, à medida que o fazia, percebi as amarras se soltando, meu corpo leve e livre, como há muito eu não sentia. Entregando-me ao aconchego dos lençóis, mansamente adormeci. Despertei mais tarde, o dia já amanhecido, com o toque do telefone. Era o médico da clínica lamentando pela notícia que ele dizia nunca ter querido me dar: a de que minha mãe havia partido.

REFERÊNCIAS BIBLIOGRÁFICAS

Livros

BEAUVOIR, Simone de. *Uma morte muito suave*. [Trad. de Álvaro Cabral]. Rio de Janeiro: Nova Fronteira, 1984.

BEAUVOIR, Simone de. *Na força da idade*. [Trad. de Sérgio Milliet]. São Paulo: Difusão Europeia do Livro, 1961.

CAYTON, Harry; WARNER, James; GRAHAN, Nor. *Tudo sobre doença de Alzheimer*. [Trad. de José R. Souza Cruz]. São Paulo: Andrei, 2000.

CUNNIGHAM, Michael. *As horas*. [Trad. de Beth Vieira]. São Paulo: Companhia das Letras, 1999.

ELIAS, Valmi Carneiro. *Mal de Alzheimer*: a cor da dor. Caxias do Sul: EDUCS, 1998.

ESTÉS, Clarissa Pinkola. *Mulheres que correm com os lobos*: mitos e histórias do arquétipo da mulher selvagem. [Trad. de Waldéa Barcellos]. Rio de Janeiro: Rocco, 1994.

FORLENZA, Orestes V.; ALMEIDA, Osvaldo P. (Eds.). *Depressão e demência no idoso*: tratamento psicológico e farmacológico. São Paulo: Lemos, 1997.

GONZAGA, Maria Alice. *Tempo de granizo*: a história de uma relação com a doença. São Paulo: Nobel, 1987.

HAY, Jennifer. *Doença de Alzheimer e demência*: as nossas respostas... às suas perguntas... Lisboa: Plátano Edições Técnicas, 1996.

JONG, Erica. *Medo dos cinquenta*. [Trad. de Geni Hirata]. Rio de Janeiro: Record, 1997.

LEVINE, Peter A.; FREDERICK, Ann. *O despertar do tigre*: curando o trauma. [Tradução de Sonia Augusto]. São Paulo: Summus, 1999.

LOKVIG, Jytte; BECKER, John D. *Alzheimer de A a Z*. [Trad. de Renata de Castro Roma]. Campinas: Verus, 2005.

LUFT, Lia. *Perdas & ganhos*. Rio de Janeiro: Record, 2003.

MAGNIÉ, Marie-Noële; THOMAS, Pierre. *Doença de Alzheimer*. [Trad. de Rosiléa Pizzarro Carnelós]. São Paulo: Andrei, 1998.

MC GOWIN, Diana Friel. *Vivendo no labirinto*: uma viagem pessoal através do Mal de Alzheimer. [Trad. de Mirian Groeger]. Rio de Janeiro: Record, 1996.

RODRIGUES, Rosalina A. P.; DIOGO, Maria José D. (Orgs.). *Como cuidar dos idosos*. Campinas: Papirus, 1996.

SARAMAGO, JOSÉ. *A caverna*. São Paulo: Companhia das Letras, 2000.

SKINNER, Burrhus F.; VAUGHAN, M. E. *Viva bem a velhice*: aprendendo a programar sua vida. [Trad. de Anita Liberalesso Neri]. São Paulo: Summus, 1985.

TOUCHON, Jacques; PORTET, Florence. *Guia prático da doença de Alzheimer*. Lisboa: CLIMEPSI, 2002.

VARELLA, Drauzio. *Por um fio*. São Paulo: Companhia das Letras, 2004. Artigos em revistas e jornais.

Periódicos

ELIAS NETTO, Cecílio. A mentira no devido lugar. *Correio Popular*. Campinas: 10 de março de 2006.

_____. O avental todo sujo de ovo... *Correio Popular*. Campinas: 12 de maio de 2006.

LUFT, Lia. Pessoal e intransferível. Revista *VEJA*. São Paulo: Janeiro de 2005.

VARELLA, Drauzio. Demência. *Folha de S.Paulo*. São Paulo: 24 de março de 2001.

Filmes

As horas. Drama, 114 min. EUA, 2002. Dir. Stephen Daldry.

Iris. Biografia, Drama, 91 min. EUA/Reino Unido, 2001. Dir. Richard Eyre.

O filho da noiva. Drama, 123 min. Argentina, 2001. Dir. Juan José Campanella.

Uma canção para Martin. Drama, 119 min. Suíça/Alemanha/Dinamarca, 2001. Dir. Bille August.

Documentários

A luta contra o Mal de Alzheimer. Grandes Séries. GNT. Apresentado em 1999.

SOBRE A AUTORA

Nasci na cidade de São Paulo em 1943. Ao longo de minha infância alimentei dois sonhos: dançar balé e estudar. Só me foi possível concretizar o segundo. Nos estudos sempre tive preferência pela matemática, que a mim parecia um constante desafio. Essa predileção definiu, mais tarde, meu desejo de tornar-me professora dessa disciplina na escola secundária, sonho que alimentei até a época em que fui irremediavelmente seduzida pelo estudo da Biologia. Esse foi um amor à primeira vista ao qual me mantive fiel até o dia em que me aposentei na Unicamp, após longa carreira dedicada à docência e à pesquisa sobre o ensino da Biologia. O distanciamento da carreira acadêmica, associado a circunstâncias particulares, fez que, já voltada para outros interesses, ao me ver face a face com a Doença de Alzheimer que acometeu minha mãe, entendesse essa situação como um nítido divisor de águas em minha vida, cujo traçado foi por mim delineado ao contar a história que apresento neste livro. A crise nele retratada, ocorrida na maturidade, me faz perceber quão instigante, prazerosa e gratificante fora, na adolescência, minha inclinação para lidar, no campo da matemática, com as armadilhas e com o desafio de sempre poder achar a resposta certa aos problemas que para mim se colocavam. É a perda dessa ingenuidade, ao me ver diante da impossibilidade concreta de equacionar e encontrar soluções para uma questão cuja incógnita permanece a mim obscura, que se reflete nesta obra, cujo teor foge totalmente ao escopo da racionalidade que marcou meu comportamento durante a maior parte de minha trajetória já vivida.

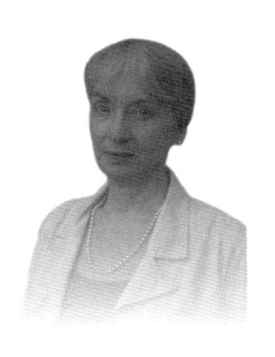

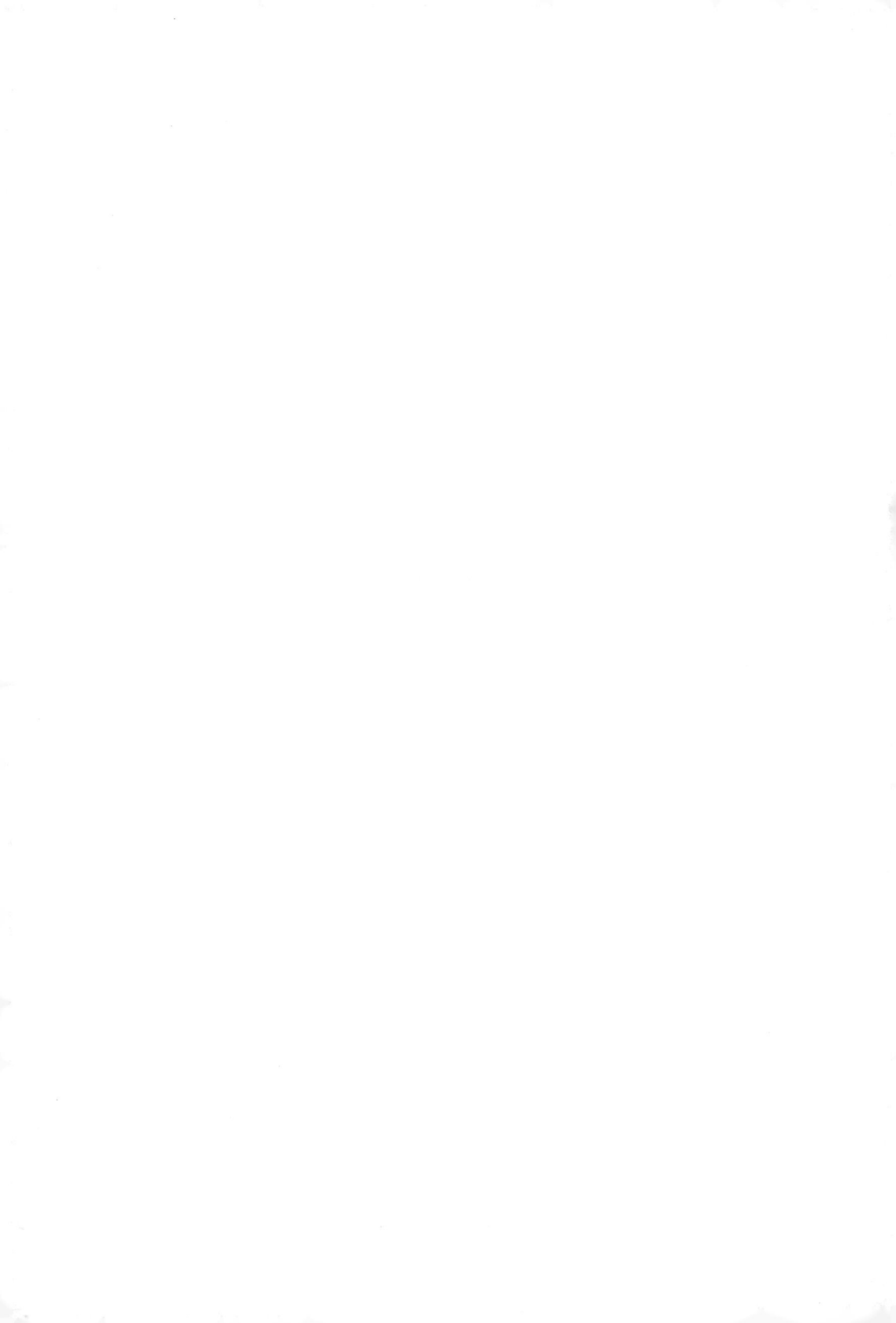

GRÁFICA PAYM
Tel. (011) 4392-3344
paym@terra.com.br